30일, 암 수술까지 남은 시간

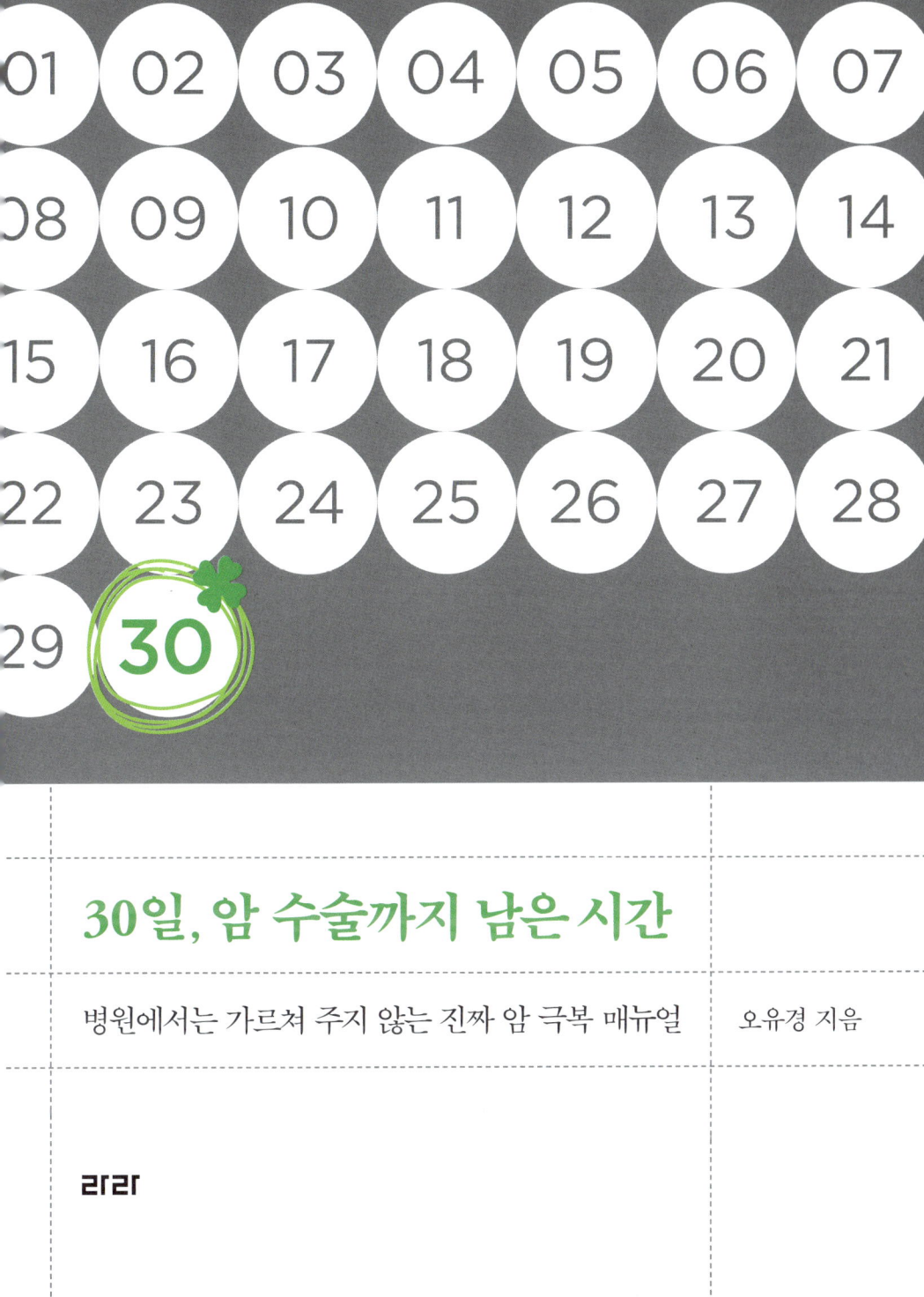

30일, 암 수술까지 남은 시간

병원에서는 가르쳐 주지 않는 진짜 암 극복 매뉴얼 | 오유경 지음

라라

프롤로그

　내 이야기가 될 거라고는 단 한 번도 생각해본 적이 없는 일이 일어났다. 내가 암에 걸렸다는 것은 믿기 어려운 꿈같은 일이었고, 도무지 쉽게 받아들여지지 않았다. 혼란스러운 마음으로 병원에서 나오자마자 나는 인터넷에서 암에 대한 정보를 검색하기 시작했다. 블로그 글들은 내가 간절히 찾던 정보를 줄 듯한 제목으로 시작했다. 암에 대한 궁금증으로 마음이 타들어가던 나는 그 제목만 봐도 단비를 맞은 듯 반가웠다. 그러나 대부분의 글은 앞부분에서는 약간의 의학 지식과 통계를 나열하다 결국 보험상품이나 의료 서비스를 광고하는 식으로 끝을 맺고 있었다.

　진단을 받고 마음을 추스르기도 벅찬 암 환자를 돈벌이 수단으로 삼으려고 하다니, 홍보용 글을 쓰는 사람들의 입장도 이해는 갔지만, 그때 내 마음엔 여유가 없어서 그랬는지 그런 글들이 유독 원망스러웠다. 그날 이후 마음 깊은 곳에서 껍데기뿐인 인터넷 정보가 아니라 믿을 수 있고 의지가 되는 정보를 전하고 싶다는 생각이 들었다. 나 역시 진단을 받고 혼란에 빠져있긴 했지만, 위기를 하나하나 극복해 가는 과정을 글로 남겨 나와 같은 처지의 누군가에게 단 하나의 도움이라도 주고 싶다는 마음이 간절해졌다. 이 책은 그 마음에서 시작되었다.

수술 후 방사선 치료가 이어지던 어느 날, 하고 싶은 이야기들이 목까지 차올라 글을 쏟아냈다. 고농도 비타민 C 수액을 맞으며 속이 울렁거려도 링거 바늘을 꽂은 채로 자판을 두드려 글을 썼다. 암진단의 순간부터 수술, 방사선 치료를 거쳐 회복을 위해 직접 경험하고 체득한 정보를 공유했다. 놀랍게도 태어나 처음 쓴 블로그 글의 조회수가 며칠 만에 수천을 기록했다. 그제야 암의 '진짜 이야기'를 궁금해하는 사람들이 이렇게나 많았다는 사실을 깨달았다. 내 모니터 너머엔 두려움과 혼란 속에서 인터넷을 뒤지고 있을 수많은 사람들이 있었다.

그때부터는 암을 극복하는데 도움이 될만한 정보를 알게 되면 모두가 낫길 바라는 진심 어린 마음을 담아 글을 썼다. 비록 직접 만난 적은 없지만, 아마도 내가 봤던 화면을 봤고 지금은 나의 블로그를 읽고 있을 수 많은 눈동자들을 떠올리며 글을 올리자, 응원하듯 댓글로 많은 질문과 사연이 쏟아졌다. 암 수술을 겪은 사람들은 점점 나의 일부처럼 느껴졌다. 팔에 링거를 연결해 정맥주사를 맞던 순간에도 계속 글을 썼다. 알 수 없는 열정이 내 안에서 식을 줄 몰랐다.

이 책을 펼친 당신의 마음이 얼마나 당황스럽고 혼란스러울지 나는 헤아릴 수 있다. 세상을 처음 접하는 아이처럼 무엇을 어떻게 해야 할지 모든 것이 막막하게 느껴질 것이다. 바로 내가 그랬다. 진단을 받은 첫날엔 화가 머리끝까지 솟았고 누구라도 붙잡고 마음이 불에 데인 것처럼 쓰리다고 말하고 싶었다. 당신 역시 지금 마음이 아프고 힘들고 화가 난다고 말해도 된다. 느닷없는 암 진단 앞에 올라오는 감정을 억지로 누르려고 할 필요는 없다. 애도의 과정에서 눈물을 참지 말고 모두 쏟아내야 다시 살아갈 힘을 얻을 수 있듯 암을 받아들이는 데에도 슬픔과 분노는 당연히 거쳐야할 감정일 수 있다. 오히려 그런 마음을 꾹꾹 누르고 숨기기만 한다면 마음은 곪아 언젠가 조용히 찾아오는 우울증으로 더 힘들어질지도 모른다.

하지만 충분히 슬퍼하고 화를 냈다면 이제 그런 감정은 그만 털어버리는 것이 어떨까. 슬픔과 분노는 앞으로 닥칠 수술, 항암, 방사선 치료를 극복하는데 전혀 도움이 되지않는다. 이들은 모두 현실이 되었다. 이제 눈물을 닦고 현실을 마주하며 하나씩 해결해야 한다. 구체적인 대응을 하다 보면 마음도 서서히 안정을 찾을 것이다.

수술까지 대략 30일 정도 남았을 것이다. 이 시간은 매우 소중하다. 걱정만 하며 시간을 허비해서는 안된다. 이제는 생활의 모든 영역을 새롭게 배워야 한다. 진단 후 5주간의 시간을 나에게 필요한 것으로 채우며 하나씩 구체적으로 준비해나가자. 암이 내 인생을 마음대로 휘두르지 못하도록 지금부터 새로운 내 모습을 찾아가고 갖춰나가야 한다. 식습관, 운동, 수면, 감정 관리까지 다시 점검하고 조정하자. 심호흡을 자주하며 명상을 하고, 제대로 된 음식을 먹고, 꾸준히 몸을 움직이며 30일을 채워나가자.

그리고 무엇보다 중요한 건 완치될 수 있다는 믿음을 끝까지 놓지 않는 것이다. 암은 더 이상 걸리면 죽는 병이 아니다. 얼마든지 완치가 가능하다. "나는 건강하고, 행복하게 100살까지 살 거야. 반드시 이겨낼 거야!"라고 나에게 말하자. 건강한 삶을 오랫동안 누리기 위해 암을 이겨낼 수 있다는 자기 확신을 매일 주입하자. 우리는 뭐든 해낼 수 있는 사람이 되어야 한다. 당황하지 말고 차분히 준비하면 암은 충분히 극복할 수 있는 질병이다. 30일의 시간이 나를 살렸듯 당신을 살리고 머지않아 당신의 일상은 반드시 회복될 것이다.

암이 나를 바꿀 수 없듯, 새롭게 변하고자 하는 나 역시 막을 수 없다는 사실을 기억하자. 내 몸의 주도권을 쟁취하자. 어쩌면 암 진단의 경험은 내가 이전에는 상상조차 할 수 없었던 인생의 새로운 길을 열어줄 터닝포인트가 될 것이다. 그 중요한 첫걸음이 되는 수술 전 30일을 당신 곁에서 함께하고 싶다. 진단에서 수술까지의 혼돈의 30일을 지혜롭게 수습하며 안정을 찾아갈 수 있도록 돕고 싶다.

차례

프롤로그   004

Week 1 🍀 **나를 살리고 싶은 당신에게**

암, 건강한 삶을 위한 터닝포인트   012

급할수록 하나씩, 가입한 보험부터 확인   019

보험금 제대로 받으려면 꼭 확인해야 할 여섯 가지   024

실비를 지급해 줄 수 없다는 보험사와 대화하는 법   027

요양병원에 기대 일어서다   032

나 암이래. 입술 끝에 걸리는 말   038

두렵지만 견딜만한 항암, 방사선 치료   045

종이 한 장에 탈탈 털린 나의 정보   050

의사를 맹신하지 말고 병원을 의심하지 말자   057

중요한 건 0기냐 4기냐보다 암이 빌런이라는 사실   062

Week 2 🍀 **진단서 한 장에 구겨진 마음 펴기**

한 컵을 달라고 해도 반 컵만 채워줄 용기   068

이별을 말할 수 있게 되었을 때   073

추억 부자의 튼튼한 마음 근육   078

찻잎이 풀리는 시간, 마음도 풀어진다   083

숨을 돌리니 삶이 돌아왔다. 명상   087

우울을 이길 수 없을 때 나는   091

가장 조용한 도약, 노트 한 페이지   095

Week 3 ❀ **이 몸으로 끝까지 버텨낼 거니까**

좋은 음식보다 중요한 건 나쁜 음식과의 이별   100

허준의 동의보감이 알려준 스트레스 관리법   105

골고루 먹는 법은 쉬워야 한다   111

세포를 살려내는 비타민 C, 비타민 K2   115

수술 후유증에 대비하는 스트레칭과 마사지   120

고관절 돌리기를 아시나요   126

운동은 선택이 아니라 생존이다   130

반려운동, 나를 지키는 또 하나의 삶   135

Week 4 ❀ **수술을 내 편으로 만들기**

수술은 의사가 하지만 준비는 셀프   140

끝이 아니라 다시 시작하는 날   151

그 많던 집안일은 누구의 것이었나   155

내 몸에 닿는 모든 것에 신중해졌다   160

지름신이 내리도록 놔두자   164

다시 일하기 전에 내 몸에 귀 기울이기   169

Week 5 ✿ **다시 아프지 않겠다는 다짐**

조르바처럼 사는 연습   176

나는 매일 암이 남긴 흔적을 살핀다   180

수면 위로 끌어올린 손 하나   185

나를 망친 건 늘 익숙한 것들이었다   190

달리기, 우리 친하게 지내자   199

어떻게 나이들어갈지 고르는 중   203

에필로그   208

✿ 나를 살리고 싶은 당신에게

세상이 무너졌다는 말이 이런 걸까.

단단했던 일상이 손에 잡히지 않고, 해야 할 일들만 덩그러니 남았다.

어디부터 손대야 할지 모르겠지만, 그래도 시작해야 한다.

지금이 어쩌면 다시 살아내기 위한 첫 주일지도 모른다.

암, 건강한 삶을 위한 터닝포인트

　매년 '이상 없음'이라는 말로 날 안심시켜 주던 건강검진. 그 덕분에 검진을 받으러 가는 발걸음은 늘 가벼웠다. 그 날도 마찬가지였다. 언제나 무사통과였던 검진이었기에 굳이 1년 주기로 또 받을 필요가 있을까 싶었다. 귀찮은 마음으로 병원에 들어선 나에게 유방초음파를 보던 의사가 모니터에서 눈을 떼지 못한 채 다급한 목소리로 큰 병원에 가봐야 할 것 같다고 말했다. 큰 병원이라는 말이 생소하게 들렸다. 설마 무슨 일이야 있겠나 싶었지만, 이상하게 마음이 불안했다. 긴장되는 마음을 안고 혼자 큰 대학병원으로 향했다.

　오전 첫 진료였다. 초음파를 보던 젊은 의사가 갑자기 어딘가로 사라지더니 나이가 지긋한 의사와 함께 돌아왔다. '맞는 것 같지?' 하는 소리가 들리더니 나에게 단호한 목소리로 지금 바로 조직 검사를 하는 게 좋겠다고 했다. 지금 검사하면 오후 2시쯤 결과가 나오니 병원에서 대기하라는 말까지 들었다. 상황이 심상치 않게 돌아가고 있다는 것은 알겠는데 조직 검사가 뭔지도 모르겠고 아직 결과도 나오지 않은 상황에 무작정 누군가를 부를 수도 없었다.

　조직 검사는 그야말로 고문이었다. 의사는 유두 바로 아래에 뭔가가 보인다는 말과 함께 대못같이 생긴 주삿바늘을 유두 아래에 총질하듯 쏘아댔다. 온갖 신경이 모여 있는 곳이라 그런지 날카로운 쇠가 피부를 뚫고 들어올 때마다 가슴이 난도질을 당하는 것처럼 아팠다. 철컥거리는 두꺼운 바늘이 피부를 뚫고 들어와 가슴 아래 깊숙한 곳에 있는 암 세포를 뜯어내는 끔찍한 과정에 마취연고는 전혀 제 역할을 하지 못했다. 생살이 찢기는 고통에 제발 그만하라고 차라리 수면마취를 해달라고 울면서 사정했지만 불가능하다는 말만 돌아왔다.

"암입니다."

의사는 어떤 감정의 동요도 없는 차분한 목소리로 말했다. 마치 감기 환자를 대하는 듯 했다. 하지만 의사의 말에 나의 모든 것이 얼어붙었다. 공기가 차갑고 무겁게 느껴졌고 가슴이 조여와 숨 쉬기가 어려워졌다. 손으로 심장을 문지르며 진정해보려 했지만, 수술 일정을 잡자는 말을 듣는 순간 눈물이 터졌다. 뇌가 암 수술이라는 단어를 인지한 순간 눈물이 멈추지 않았다. 뭐가 잘못된 건지 생각할 겨를도 없이 간호사에게 가라는 말을 들었다. 다리에 힘이 빠져 신발 끄는 소리를 내며 진료실을 나왔다. 간호사 옆 의자에는 환자들이 빼곡이 앉아 있었고 주변엔 몸을 제대로 움직이기도 어려울 만큼 사람들이 가득했다. 퇴근길의 만원 버스에 올라탄 것처럼 모르는 어깨가 내 어깨에 와서 닿았다. 믿을 수 없을 만큼 많은 암 환자들이 있었다.

오전에 검사한 조직 검사 결과를 듣고 가라고 해서 나는 그저 멍하게 검사 결과를 기다리고 있었다. 그 순간 혼자 큰 병원에 온 것이 후회됐다. 머릿속은 하얗게 텅비어 버렸는데 누구도 나에게 말을 건네주는 사람이 없었다. 어딘가에 기대고 싶었다. 하지만 나에게 와서 부딪치는 낯선 어깨들은 가까우면서도 멀었기에 어떤 어깨에도 기댈 수가 없었다. 누구라도 나타나 내 등을 토닥여주면 얼마나 좋을까. 사람의 손길이 간절히 그리웠다. '괜찮아. 문제없어.' 스스로 최면을 걸며 두렵고 외로운 마음을 숨기고 싶어 두 입술을 안으로 말아 넣고 꽉 물었다. 환자가 많아서 수술은 한 달 뒤에 가능하다는 간호사의 말투는 낮고 건조했다. 마치 주문량이 많아 배송이 어쩔 수 없이 밀려있으니 지금 주문해도 한 달 뒤에나 물건을 받을 수 있다는 배송 안내문처럼 차갑게 느껴졌다.

어쩔 줄 몰라 당황스러워하는 나에게 간호사는 오늘 조직 검사를 받으면서 암 세포를 건드린 상태라 가능하면 한 달 내로 수술을 받는 게 좋다고 말했다. 한 달 뒤에나 수술이 가능하다는 말을 들은 직후라 그 말은 가까운 날로 지정하지 않으면 위험에 빠질 수 있다는 위협적인 말로 들렸다. 넋이 나간 나에게 간호사는 원하는 교수님이 있는지 다시 물었다. 수술 일정이 밀려있어서 담당 교수를 빨리 지정하지 않으면 순서가 더 밀릴 수도 있다고 했다. 아니, 내가 암이라는 사실도 30초 전에 알게 됐는데 이렇게 큰 병원에서 내 암 덩어

14

리를 제거해 줄 의사를 어떻게 3분 안에 찾을 수 있을까. 이건 마치 총에 맞아 피흘리고 있는 사람에게 "원하는 병원 있으세요? 아산병원? 삼성의료원? 아니면 서울대병원?"하는 식으로 병원을 고르라는 격이었다. '누구든 제일 빠르게 예약할 수 있는 분으로 부탁드립니다.'라고 하고 싶었지만, 그랬다가는 나중에 크게 후회할 것 같은 기분이 들어서 바로 알아보고 알려드리겠다고 했다. 친구에게 전화를 걸어 친구 남편의 도움으로 의사를 추천받았고 다행히 한 달 뒤로 수술 일정을 잡을 수 있었다.

나는 마치 고장 난 로봇 취급을 받는 기분이 들었다. 부품의 일부인 몸체를 고치러 온 로봇. '마음이 힘들겠지만' 같은 배려의 말까지 기대하기엔 환자가 너무 많았다. 어쩌면 그 순간부터 암이라는 것이 얼마나 엄혹한 현실인지 알게 되었는지도 모르겠다. 수술 일정을 잡고 차에 올라타자마자 혼자 대성통곡을 하며 울었다. 그 후 며칠은 암이라는 단어를 떠올리기만 해도 눈물이 주르륵 흘렀다. 악몽에 시달리다 한밤중에 깨어나 잠들지 못하는 날이 이어졌다.

어느 새벽 5시에 눈이 떠졌다. 어스름한 새벽에 혼자 누워 있으니 암 환자가 됐다는 현실이 더 선명하게 다가왔다. 뺨을 타고 눈물 한 방울이 흘렀다. 보는 사람도 없으니 굳이 울음을 참을 필요가 없었다. 기다렸다는 듯 마음에 단단히 걸어두었던 빗장이 풀리더니 눈물이 쏟아졌다. 베개가 순식간에 눈물로 흠뻑 젖었다. 더 이상 베개에 베어들지 못하는 눈물이 웅덩이처럼 고였다. 뺨이 시려 더는 누워 있을 수가 없었다. 몸을 일으켜 거실로 나왔다.

머리를 맑게 해준다는 뜨거운 페퍼민트 차를 마시니 이성을 조금은 되찾을 수 있었다. '왜 암에 걸린 걸까?' 진단을 받고 가장 먼저 지난 시간을 되짚어보기 시작했다. 지금까지 살아온 방식을 탈탈 털어서 되돌아봐야 앞으로 무엇을 어떻게 바꿔야 할지 가늠이라도 할 수 있을 것 같았다. 아마 암 진단을 받으면 처음엔 이렇게 과거의 인과를 추적하려 할 것이다. 그래야 이 믿기 힘든 현실을 납득할 수 있으니까. 그러나 아무리 돌아봐도 속 시원한 답은 없었다. 꿈이기를 바라며 현실을 부정해보기도 했지만, 몇 번을 깨어나도 현실은 달라지지 않았다. 결국 받아들이고 인정해야 했다.

이제는 '왜'가 아니라 '어떻게' 살아갈지를 생각해야 했다. 앞으로 어떤 삶을 살 것인지 방향을 찾고 전략을 세우는 일이 더 절실해졌다. 여기서 흔들리거나 무너지는 것은 상상하기도 싫었다. 내가 흔들리면 가족이 흔들릴 것이고 내가 사라지면 그들도 나에게서 사라지게 된다. 그럼 그렇게 나의 스토리는 거기서 끝이 난다. 60대, 70대, 80대 아니 100살까지의 내 삶이 나를 기다리고 있는데, 아직 50도 되지 않은 나이에 인생의 페이지를 덮을 순 없었다. 앞으로 살아갈 시간이 이렇게 많이 남아있는데 알 수 없는 암 세포의 번식 원인을 찾기 위해 지난 시간을 훑는 것은 헛된 일이었다. 내가 건강관리를 못해서든 스트레스 관리를 못해서든 암에 걸린 것은 어쩔 수 없다. 그것은 이미 지나간 일이었다.

암 진단을 받기 몇 시간 전만 해도 나는 자신감 넘치고 열정적인 사람이었다. 그까짓 진단으로 정체성이 바뀌는 것도 아니고 성격, 외모가 바뀌는 것도 아니다. 나는 여전히 나다. 차가운 비를 맞고 감기에 걸리는 사람이 있고 그렇지 않은 사람이 있듯이 암도 그렇다. 암은 사람, 성별, 직업, 직책을 가리지 않는다. 심지어 암을 진단하는 의사들도 암에 걸린다. 암은 특별한 이유 없이도 걸릴 수 있는 병이다. 그야말로 예고 없이 찾아오는 돌연변이다. 누구나 걸릴 수 있다. 그렇다면 그걸로 나 자신을 탓할 이유도 없다. 그제야 삶과 죽음에 대해 조금은 덤덤하게 바라보게 되었다. 이 세상에 질병에 걸리지 않는 사람이란 없고, 죽음 또한 누구에게나 예외 없이 다가오는 삶의 일부였다. 다만 나에겐 그것이 암이라는 모양으로 조금 일찍 찾아왔을 뿐이다. 그때부터 생각의 물꼬가 조금씩 좋은 방향으로 트이기 시작했다.

불안을 다스리고, 약해진 몸을 단련하고, 식습관을 바로 잡는 것. 결국 그 모든 노력은 내 몸의 면역력을 되살리고 지키는 일이었다.

그동안 면역력이라는 단어가 무슨 뜻인지도 면역력을 키우는 방법도 정확하게 모른 채 45년을 살아왔다. 부모님으로부터 독립한 이후 내 몫을 다하기 위해 땀 흘렸던 날들, 어려운 인간관계라는 숙제를 나름대로 잘 풀어보기 위해 고군분투하던 시간, 어렵기만 했던 육아와 워킹맘의 삶. 나에게 중요한 것들은 그런 것이었다. 그러나 이제는 마음을 다잡고, 운동을 하고, 음식을 바꾸는 일이 가장 중요한 일이 되었다. 인정하고 나니 긍정할 수 있었고 마음을 다잡는 일도 그만큼 쉬워졌다. 이전과는 다른 방식으로 나를 새롭게 만들겠다는 각오가 생겼다. 나는 눈물을 닦고 결심했다. 다시 건강을 되찾고 새로운 사람으로 거듭나겠다고.

급할수록 하나씩, 가입한 보험부터 확인

진단을 받고 당신의 머릿속에 가장 먼저 떠오른 질문은 아마도 '그럼 이제 뭐부터 해야하지?'일 것이다. 제일 먼저 확인해야 할 것은 바로 가입한 보험이다. 어떤 보험에 가입했는지, 보상은 어떻게 받을 수 있는지, 보장 범위는 어디까지인지 보험 약관을 파악하는 것이 첫 단계다. 보험과 보장 내용을 제대로 알지 못하면, 당연히 받아야 할 보상을 놓쳐 피해를 볼 수도 있다. 진단이 내려졌다면 우선 구석에 꽂아둔 먼지 쌓인 보험 증서부터 확인하자. 매달 수십만 원씩 보험료를 납부하면서도 정작 내 보험이 보장해주는 내용을 제대로 알고 있는 사람은 많지 않다. 보험료를 청구해야 한다는 사실이 반갑지만은 않겠지만, 지금까지 낸 돈을 정당하게 돌려받기 위해서라도 꼼꼼하게 보험 가입 내역을 확인해야 한다.

TV를 켜면 보험 회사 광고가 끊임없이 흘러나온다. 암 병동에 입원한 뒤 우연히 국립암센터의 통계를 보고서야 왜 그런 광고들이 넘쳐나는지 알게 되었다. 암으로 힘들어하는 사람들이 세상에 너무나도 많았다. 예전엔 광고에서 말하는 '암 보험 1억 보장'이라는 문구가 정확히 무슨 뜻인지 몰랐다. 그러나 암 환자가 되고 나니 '암 진단비, 실비 1억원 보장'이라는 말이 현실적으로 얼마나 큰 힘을 주는 것인지 병원치료를 받으며 몸으로 느낄 수 있었다.

광고에서 말한 '1억'은 단순히 진단이나 수술에 드는 비용만을 뜻하지 않았다. 요양병원에서 받는 면역 치료비를 포함해 암 치료 전반에 걸쳐 내가 실제로 지불한 모든 비용을 보험사가 대신 부담해 준다는 뜻이다. 조직 검사 결과 암이라고 판정 되면 대부분 수술을 하게 되고, 수술 전에 더욱 정밀한 검사를 위해 CT나 MRI 촬영을 진행한다. 익히 알고 있듯이 이런 검사 비용은 절대 저렴하지 않다. 수술 전후의 입원과 요양병원 진단 비용은 기본이고 완치 판정을 받기 전까지 요양병원에 입원해 받는 면역 치료까지 생각하면 그 비용은 쉽게 수백만 원을 넘는다.

암이라고 하면 덜컥 수술비부터 겁을 내는데 사실 수술 외에 들어가는 치료비도 만만치 않다. 종류에 따라 다르긴 하지만 면역주사는 한 번 맞는 미용이 10만 원에서 45만 원 정도 든다. 게다가 배의 양쪽에 한 번에 두 대씩 맞아야 한다. 수술 후 중요한 치료 중 하나는 정맥주사, 흔히 링거라고 불리는 치료다. 고농도 비타민 C, 다양한 비타민이 섞여 있는 비타민 칵테일, 글루타치온, 셀레나제 등 다양한 성분이 들어 있고 대부분 식약처에서 인증받은 제품들이다. 몸 상태에 따라 다르지만 링거 한 번에 5만원 이상 들기 때문에 면역주사와 함께 받으면 치료 한 번에 수십만 원이 들어간다. 실비 보험에 가입했다면 내가 지불한 모든 비용을 청구해 실비로 돌려받을 수 있으니 반드시 보장 내용을 확인해야 한다.

이 외에 입원 특약이 있는지도 살펴봐야 한다. 가입시 내가 설정한 금액에 따라 하루에 얼마씩 입원 일당을 받을 수 있는지 특약을 확인하면, 갑작스럽게 입원을 하게 되면서 생기는 여러 불편한 점과 어려움을 해결하는 데 유용하게 쓸 수 있다. 내가 가입한 보장 내역에 따라 모두 다르기 때문에 직접 확인해야 한다. 예를 들어 '입원 3일째부터 지급'처럼 세부적인 기준이 보험약관에 명시되어 있으니 입원 일당이 지급되는 시점과 금액을 꼼꼼히 확인하길 바란다. 정확히 이해하기 어렵다면 보험회사 콜센터에 전화하면 자세히 알려주니 꼭 알고 넘어가자.

또 하나, 알아야할 것이 '면책 기간'이다. 내가 가입한 보험을 예로 들어보면 실비를 1년간 청구하면 이후 6개월 동안은 실비를 청구할 수 없게된다. 이를 면책 기간이라고 한다. 이 기간이 지나야 다시 실비를 청구할 수 있으니 날짜를 정확히 계산하고 있어야한다.

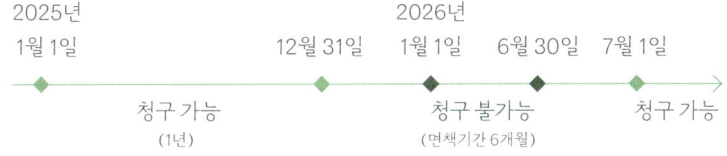

마지막으로 '통원특약'도 있다. 통원은 입원하지 않고 하루 1회 특정 병원에 방문해서 치료받은 비용을 청구하는 것을 말한다. 보통 30회 또는 60회처럼 횟수로 정하고 있고 1회당 보장 금액도 30만 원, 15만원 등으로 보험 계약시 정한다. 면책 기간처럼 통원 횟수도 잘 계산해서 1년 동안 받을 수 있는 횟수를 초과해서 진료받지 않도록 주의해야한다. 만약 초과했다면 당연히 비용이 높은 것부터 우선 청구하고 금액이 적은 것은 본인 부담으로 처리하는 것이 좋다.

예를 들어, 25년 1월 1일부터 1년 동안 30회의 통원 치료를 받을 수 있다고 가정해보자. 그럼 청구 기간은 25년 12월 31일에 끝난다. 그런데 치료를 많이 받게 되어 도중에 30회가 끝났다면 어떻게 계산을 해야할까. 만약 5월 31일에 마지막 30번째 치료를 받았다면 5월 31일 이후로 6개월간은 통원 치료비를 청구할 수 없는 면책 기간이 된다. 6개월 뒤인 2026년 1월 1일부터 다시 청구가 가능하다.

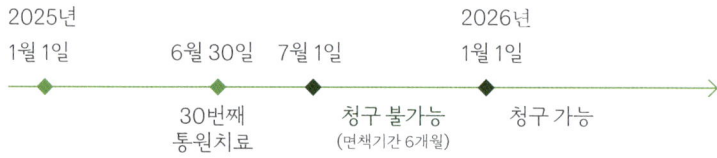

입원 일당과 실비를 청구하고 받는 과정

1. 먼저 비용 결제 후 영수증 받기

○ 병원 선택 → 면역 치료 → 결제는 우선 내가 → 영수증 챙기기

2. 결제할 때 보험사에 보낼 증빙 서류 챙기기

○ 진료 내역서, 의사의 소견서, 세부 명세서 등

3. 보험 회사 홈페이지에서 보험료 청구 신청 서류 다운로드

○ 보험사 제출할 서류 : 신청서 1장, 개인 정보공개 동의서에 동의

체크한 종이 몇 장, 2번의 병원 서류

4. 보험 회사에 서류접수

○ 팩스로 접수하거나 100만 원 이하의 경우 보험 회사 앱으로 접수

○ 접수 방법은 보험사마다 다르니 확인해야 함

5. 보험사에서 서류 검토 후

○ 신청서에 적은 계좌로 청구 비용이 입금

보험금 제대로 받으려면 꼭 확인해야 할 여섯 가지

보험금을 청구하려면 환자 스스로 자신의 보험 내용을 제대로 파악하고 있어야 한다. 보험 약관은 글씨도 작고 문장이 어려워 읽는 것 자체가 부담스러울 수 있다. 하지만 암 진단을 받았다면, 보장 내역을 정확하게 확인하는 일이 반드시 필요하다. 이럴 땐 보험사 본사 상담센터에 직접 전화를 걸어 자신이 가입한 보험에서 어떤 보장을 받을 수 있는지 구체적으로 물어보는 것이 좋다. 한 번도 그런 전화를 해본 적이 없어 망설여질 수도 있다. 그러나 수술과 치료에는 큰 비용이 든다는 것을 기억하자. 그렇기에 지금까지 충실하게 보험료를 납부해 온 결과가 무엇인지 반드시 확인하고 넘어갈 필요가 있다.

처음엔 어떤 질문을 해야 할지 감이 오지 않을 수 있다. 그럴 땐 예의를 지키되 궁금한 부분을 명확하게 짚어 묻자. 대부분의 상담사는 친절하게 설명해 준다. 참고로, 설계사를 통해 보험에 가입했더라도 세부적인 보장 내역은 본사 상담사에게 직접 확인하는 것이 가장 정확하다. 그리고 수술이나 항암 치료를 시작하면 몸이 쉽게 지치고 집중력도 떨어지기 때문에 되도록 몸이 비교적 건강한 수술 전에 미리 보장 내역을 확인해 두는 것을 추천한다.

1. 실비는 얼마까지 보장되는가?

설계한 내용에 따라 1년에 지급되는 실비 총액은 사람마다 다르다. 어떤 보험은 실비 지급 기간에 '수술 후 몇 년 이내' 등의 제한이 있을 수 있으므로 꼭 확인해야 한다. 또한 실비 중 지급할 수 없는 부분이 있다고 직원이 말하더라도 치료에 직접적으로 도움이 된 것을 소명하면 차후에 지급해 주는 경우도 있다.

2. 면책 기간은 어떻게 되는가?

앞서 설명했듯 동일한 질병으로 일정 기간 치료비를 청구할 수 없는 기간을 면책 기간이라고 한다. 이 기간이 지나면 다시 실비 청구가 가능해진다. 각자 가입한 보험 마다 기간은 다르며 3개월, 6개월 등으로 설정되어 있으니 본인의 보험 약관을 꼭 확인해야 한다.

3. 입원 수당을 받을 수 있는가? 1일 얼마인가?

입원한 일수만큼 일당 형태로 보장금액이 지급된다. 처음 입원한 날은 제외하고 다음날부터 하루씩 계산해서 지급되며, 이후 추가 입원의 경우에는 입원한 날짜 수만큼 일당이 전부 나온다. 예를 들어 암 수술을 위해 첫 입원을 1일부터 5일까지 했다면, 4일 치가 지급되고 이후 퇴원을 하고 방사선 치료를 위해 요양병원에서 다시 10일 입원했다면 이때는 10일 치가 그대로 지급된다. 이어서 면역 치료로 3일 입원했을 때도 동일하게 3일 치가 나온다.

4. 실비 청구에서 받아들여지지 않는 부분이 있는가?

서류가 들어오기 전에는 판단할 수 없다는 경우도 있지만 내게 꼭 필요한 치료가 무엇인지 알아보고 지나친 치료가 아닌 적절한 범위에서 청구하는 것이라면 비용을 지급하지 않을 보험사는 없다.

5. 청구는 지점을 방문해야 하나? 앱, 팩스, 우편도 가능한가?

대부분 앱, 팩스, 우편으로 신청서를 접수할 수 있다. 보험사 본사에 전화해 청구서 양식을 어디서 다운받을 수 있는지 물어본 후 팩스 번호나 우편으로 접수할 수 있는 주소로 보내면 된다. 다만 100만원이 넘는 청구는 앱으로 불가능할 수도 있으니 보험사에 전화해 물어보는 것이 가장 정확하다.

6. 한방병원 치료는 보장 내용이 다른가?

한방 치료도 가능하지만, 보장 여부는 치료 내용에 따라 달라질 수 있다. 암치료와 직접적인 관련이 있는 한약 치료라고 소견서에 명시되어 있어야 하며, 단순 보신 목적의 첩약이나 쌍화탕처럼 차로 마시는 약제는 지급에서 제외될 수 있다. 치료 전 미리 보험사에 문의해서 어떤 항목이 보장되지 않는지 미리 확인해 두는 것이 좋다.

실비를 지급해 줄 수 없다는 보험사와 대화하는 법

보험에 대한 정보는 당연히 보험사가 더 많이 가지고 있다. 하지만 잘 모른다고 해서 보험사가 하는 말이 무조건 옳다고 믿어서는 안 된다. 정보가 부족하다는 이유로 정당하게 받을 수 있는 보상을 놓쳐서는 안 된다. 지금 당장은 머릿속이 하얗게 될 만큼 당황스럽겠지만 이럴 때일수록 침착해야 한다. 먼저 보험사에 전화를 걸기 전에 꼭 기억해야 할 점이 있다. 주눅 든 목소리는 상대에게 주도권을 넘겨주는 효과를 낳는다. 차분하고 자신감 있는 말투로 이야기하는 것이 중요하다. 만약 보험사 측 입장이 내 생각과 다르더라도 감정적으로 대응하지 않도록 주의해야 한다. 감정이 복받쳐 오르는 순간이 올 수 있으니, 할 말을 미리 메모해 두고 차분하게 정리하며 대화해 보자. 환자의 입장을 이성적이고, 논리적으로 설명하기만 해도 보험사의 태도가 바뀌는 경우가 많다. 아래의 실제 경험들을 참고해 적절한 보상을 받길 바란다.

법원 판례상 실비 대상이 아니라는 경우

실손 보험을 청구하면 보험사에서 심사 중 환자에게 직접 전화를 걸어오는 경우가 있다. 나 역시 그런 전화를 대여섯 번쯤 받은 적이 있다. 나는 방사선 치료를 최대 횟수인 32회까지 받았다. 치료가 누적될수록 피부색이 점점 짙어지더니 어느새 숯처럼 검게 변했다. 수묵화처럼 어둡게 물든 가슴 피부는 어느 날, 마치 때가 밀리듯 표면이 벗겨져 나갔다. 벌겋게 드러난 살은 따가웠고 의사는 고보습 연고를 처방했다. 당시 나는 요양병원에 입원 중이었고 병원비와 함께 연고 비용도 실비로 청구했다. 접수 직후 보험사 실비 지급 담당자가 내게 전화를 걸었다. 실비 지급 담당자는 연고의 경우 최근 지급이 거절된 판례가 나왔다는 이야기를 했다. 그는 판례상 연고 비용은 실비 지급 대상이 아니라는 말을 단호하게 했는데, 아마 그가 내 직업을 알았다면 그렇게 말하지 않았을 것이다.

나는 법원 참여관으로 근무하며 매일 수많은 최신 판례를 검토하고 있다. 판례란 비슷한 판결의 예시, 즉 유사 사례일 뿐 법 조항이 아니다. 사건마다 맥락과 상황이 달라서 비슷해 보이는 사건이라도 전혀 다른 판결이 내려지기도 한다. 특히나 요즘은 더욱 다양해진 사건 양상으로 인해 기존 판례가 바뀌는 경우도 많다. 내게 법적 지식이 있었기에 대응할 수 있었지만, 법을 잘 모르는 사람이라면 보험사의 말을 그대로 받아들일 수도 있겠다는 생각에 마음이 무거워졌다.

보험사 측이 말한 판례는 성형 수술 후 미용의 목적으로 사용된 연고를 실비로 인정하지 않은 것이었다. 그러나 암 환자, 특히 방사선 치료를 받아서 부작용이 생겼고, 그에 따른 2차 감염이 우려되는 상황에서 처방한 연고와는 목적 자체가 완전히 다른 상황이다. 나는 아직 치료 중임을 설명하고 방사선 부작용을 완화하기 위한 의사의 처방이었다는 점을 강조하며 이는 명백한 치료의 일환이라는 사실을 지적했다. 연고를 사지 못하는 사람은 그럼 된장이라도 발라야 하냐고 반문하자 수화기 너머로 난감해하는 그의 표정이 그려졌다. 그는 서둘러 전화를 끊었고 통화 후 몇 시간 뒤, 연고 비용 전액을 보상받을 수 있었다. 판례를 근거로 지급을 거절한다면 판례에는 다양한 사례가 존재한다는 점을 먼저 짚고 시작하자.

백지를 내밀며 서명을 요구하는 경우

더 황당한 일도 있었다. 요양병원에서 치료받는 동안 실제로 내가 만난 두 명의 환우가 겪은 사례다. 난소암 2기로 입원 중이던 환자에게 보험사 직원이 병원으로 직접 찾아왔다. 입원 사실을 확인하겠다며 찾아온 그 직원은 백지 한 장을 내밀며 아무 설명도 없이 "일단 사인부터 하세요."라며 종이의 제일 아랫부분을 가리켰다. 병실에서 링거를 맞으며 내려온 환자에게 텅 빈 종이를 내밀고 자필 서명을 하라는 요구를 한 것이다. 그 상황을 직접 들으면서도 정말 보험사가 이런 방식으로 일하고 있는 것인지 믿기 어려웠다.

백지에 서명한다는 것이 무엇을 뜻하는지 아는가? 환자가 서명을 마치는 순간, 그 텅 빈 종이는 보험사에 유리한 내용으로 가득 채워질 수도 있다는 뜻이다. 말도 안 된다 싶지만, 실제 요양병원에 입원한 환자들 중 일부는 그렇게 서명을 했고, 이후 돌아온 문서에는 '이번 치료를 끝으로 향후 어떠한 치료도 받지 않고 보험사에 더 이상의 실비를 청구하지 않겠습니다.'라는 문장이 적혀있었다. 단 한 줄의 문장으로 매우 구속력 있는 약속이 되는 것이다. 이런 일을 처음 겪어 경황이 없는 환자들은, 당연히 내가 낸 돈만큼 보험사가 알아서 처리해주겠지 하는 막연한 신뢰 속에서 별다른 의심 없이 서명을 하게 되는 것이다.

하지만 수술한 지 1년도 되지 않은 환자가 구체적인 설명도 없이, 단 한 문장으로 끝난 그의 의미를 정확히 이해했다면 과연 서명했을까? 혹시라도 보험사가 내미는 서류가 백지거나 내용이 불분명하다면 절대 성급하게 서명하지 말고, 반드시 문서 전체를 꼼꼼히 확인하길 바란다. 또한 치료가 아직 끝나지 않았는데 새로운 보험 관련 서류에 서명을 요구하는 경우라면, 이를 거절해도 된다.

보험금 지급 전에 걸려오는 전화

방사선 치료가 모두 끝나자마자 보험사에서 전화가 왔다. 보험사 직원은 방사선 치료가 끝났는데 왜 아직 요양병원에서 치료받고 있냐고 물으며 이번에 청구한 금액까지만 지급할 수 있으니 이후에는 더 이상 청구하지 말라고 말했다. 그러나 보험사에서 암 실비 지급을 담당하는 직원이라면 방사선이나 항암 치료가 끝난 뒤에도 요양병원에서 면역 치료가 계속되는 이유를 모를 리 없을 거라고 생각한다. 사실 이들 중 상당수는 실제로 암 요양병원에서 근무한 경력이 있는 간호사나 병원 직원 출신이기 때문이다. 이들은 암 환자가 완치 판정을 받기 위해선 보통 5년 이상에 걸친 면역 치료가 필요하는 사실을 누구보다 잘 알고 있다. 그럼에도 불구하고 보험사가 먼저 전화를 거는 이유는 단순하다. 지급 범위를 조금이라도 줄이기 위해서다. 보험사도 이윤을 남겨야 하는 기업이니까. 그들은 압도적으로 풍부한 정보와 논리로 환자에게 '이번에는 지급이 어려울 수 있다'는 메시지를 우회적으로 전달한다. 간혹 보험사에 따라 특정 치료에 대한 실비는 지급하지 않는다는 내용을 약관에 넣었을 수도 있으니 미리 확인해보자. 그런 제한이 없었던 나는 이렇게 대응했다.

"선생님도 아시잖아요. 건강한 사람 몸속에도 암 세포는 매일 생겨나고 있습니다. 다만 면역세포가 이를 제거하기 때문에 암으로 발전하지 않는 거죠. 암도 0.5센티미터 이상이어야 MRI로 확인이 가능한데, 그보다 작은 미세 암은 발견도 어렵죠. 결국 거의 모든 사람이 잠재적 암 환자인 셈입니다. 저는 이미 암 진단을 받은 몸이고, 제가 할 수 있는 건 면역력을 키우는 것뿐입니다. 그게 가능하니까 식약처에서 인증한 면역주사를 맞는 거고요. 5년 뒤 완치 판정을 받기 전까지 이 치료는 반드시 필요하다고 생각합니다."

요양병원에 기대 일어서다

　당신도 혹시 요양병원은 더 이상 손쓸 수 없는 마지막 단계에 가는 곳이라고 생각하고 있는가? 사실은 전혀 그렇지 않다. 요양병원은 몸뿐만 아니라 마음을 치유하기에도 최적화된 곳이다. 좋은 환경에서 필요한 보살핌을 받을 수 있는 요양병원은 모든 암 환자에게 필요한 곳이라고 할 수 있다. 나 역시 처음엔 요양병원에 입원해야 할지 어떻게 해야 할지 감을 잡지 못했다. 좋다는 말만 들었지 구체적으로 어떤 곳인지 전혀 알지 못한 채 수술을 앞두고 병원 의사에게 물었다. 그러자 의사는 요양병원에 입원할 필요는 없고 보통의 건강한 생활을 하듯이 지내면 된다고 했다. 왠지 씁쓸한 마음이 들었다. '보통, 건강한 생활'이라고 믿었던 대로 생활한 나도 결국 암에 걸렸기 때문이다. 돌이켜 보면 평생 수술만을 전문으로 해온 그분의 입장에서는 그의 전문 분야를 넘어선 질문을 받은 것일지도 모른다. 의사라고 해서 수술후 몸관리법까지 다 알고 있는 것은 아니니 말이다. 따라서 내가 아는 의사에게 모든 답이 있을 거라 생각하지 말고 다양한 분야의 전문가 의견을 참고하자.

　가입한 보험이 있다면 비용의 부담이 줄어드니 더욱 요양병원을 마다할 이유는 없다. 참고로 요양병원은 가능하면 직접 찾아가 보고 어떤 시설을 어떻게 운영하고 있는지 확인한 후 입원을 결정하는 것이 좋다. 지방에 있는 경우에는 병원 홈페이지를 구석구석 찾아본 뒤에 전화로 상세하게 시설에 대해 문의해야 한다. 요양병원이 공기 좋은 숲속에 있다면 더할 나위 없겠지만 현실적으로 가족을 돌봐야 하는 경우에는 집 가까운 곳으로 알아볼 수밖에 없다. 숲이 우거진 지방의 병원에 갈 수 없는 환자들을 위해 한 층 전체를 산책길로 만들어 놓은 곳도 있어서 잘 찾아본다면 내 상황에 딱 맞는 요양병원을 만날 수 있을 것이다.

게다가 요양병원이 어디에 위치한 곳인지는 보험 회사에서 중요하게 생각하는 지급 사유가 아니다. 즉 병원의 위치와 보험 실비 지급은 관련 없다는 말이다. 내가 맘에 드는 요양병원이 제주도에 있어서 제주에서 치료받았다고 해도 서울에 있는 본사에 청구하는 것은 문제 되지 않는다. 수술했던 본 병원에서 항암이나 방사선 치료를 받아야할 경우에는 본병원의 위치를 고려해서 입원할 수 밖에 없다. 평일 5일 내내 병원을 가야하고, 셔틀서비스를 이용하는 것이 여러모로 편하기 때문이다. 하지만 주기적으로 받아야하는 치료들이 모두 끝난 경우라면 요양병원을 검색할 때 범위를 좀 더 넓혀서 찾아보는 것도 좋다. 예를 들어, 꼭 서울이 아니더라도 공기가 좋은 경기도나 강원도 등에 있는 암 전문 요양병원을 찾아보거나, 원하는 고주파 치료 기기가 있는 곳을 찾아보는 등 나에게 필요한 요양 병원을 찾아보는 것이 치료에 더 도움이 될 수 있다.

암 전문 요양병원을 추천하는 가장 큰 이유는 입원해 있는 동안 암에 대해 궁금한 모든 것을 물어보고 답을 들을 수 있는 전문의가 있다는 점이다. 의료진의 역량을 꼼꼼히 살펴보고 요양병원을 선택해야 하는 이유가 여기 있다. 나는 요양병원에 입원해 있으면서 암의 기전에 대해서 많은 것을 배울 수 있었다. 요양병원에서는 주기적으로 혈액검사를 해서 결과지가 나오면 원장님과 머리를 맞대고 앉아서 꼼꼼한 설명을 들을 수 있다. 필수적인 면역 치료로 다양한 주사와 링거를 맞게 되는데 그때 내가 맞는 주사에 관해 물으면 암 요양병원의 간호사들은 유난히 친절하게 답을 해줬다. 식약처에서 인증받은 안전한 면역 치료라는 점과 면역세포를 활성화해 암 세포를 제거하는 데 도움이 된다는 등의 구체적인 설명을 들을 수 있다.

요양병원에 입원한 덕분에 알게된 치료 중 하나가 고압산소 치료다. 지금 다시 돌아간다 해도 그 하얗고 기다란 통에 들어가 농축된 산소를 온몸 가득 들이마시며 편안하게 잠들고 싶을 만큼 매우 편안하고 효과적인 치료였다. 키만 한 크기의 캡슐 형태 통에 들어가 40분 정도 자연스럽게 호흡하면 되는데 이때 들이마시는 산소는 2기압에서 3기압 정도로 농축되어있다. 특별히 무리할 것 없이 그냥 투명한 문을 닫고 누워서 호흡하기만 하면 되니 어렵지 않다. 캡슐에 들어가면 대부분의 환자들은 극심한 피로 상태에서 깊은 잠에 빠져들곤 한다. 나 역시 푹 자고 나면 마치 맑은 숲속을 산책하고 나온 듯 개운했다.

고압산소치료는 뇌에 산소를 집중적으로 공급해서 호르몬 분비를 촉진하고 세포 재생을 도와준다. 그러니 혈액순환이 활발해지는 것은 당연하다. 나는 지금까지 여섯 곳의 요양병원을 경험했는데 고압산소치료가 없는 곳은 단 한 곳도 없었다. 병원에서는 별도의 비용을 받지 않고 서비스로 제공하면서도 적극 권장하고 있었다. 방사선이나 항암 치료를 받을 때는 산소 치료도 함께 받으라고 권했던 한 의사가 참 고마웠다. 나중에 알게 된 사실이지만, 축구 선수들도 피로 해소를 위해 경기장 한쪽에 고압 산소통을 사용하기도 한다고 한다. 내가 가본 모든 요양병원에서는 산소 치료를 받기 위한 예약 경쟁이 치열했다. 그것만으로도 치료 효과는 충분히 입증된 셈이라고 생각한다.

산소 치료는 대부분의 요양 병원에서 서비스로 제공해 주는 경우가 많다. 하지만 암 환자에게 어찌보면 가장 중요한 치료 중 하나인 고주파 치료는 1회에 수십만 원이 드는 고가의 치료다. 고주파 치료는 수술 부위에 기기를 올려놓고 1시간가량 누워 있는 방식으로 진행된다. 우리 몸은 특별한 자극을 느끼지 못하지만 고주파가 깊숙이 침투해 암 세포를 죽이고 면역력을 높이는 데 도움을 준다. 이 치료는 과학적으로 효과가 입증된 논문이나 자료들도 많아서, 많은 암환자들이 신뢰하고 있다. 하지만 이런 정보는 실제로 요양병원에 입원해 보지 않으면 알기 어렵고 직접 경험해야만 체감할 수 있는 귀한 치료 중 하나이다. 나는 방사선 치료를 받아야 했던 한 달간 전국에서 가장 좋기로 유명한 병원에 입원한 덕분에 최고사양의 고주파 치료를 경험해볼 수 있었다. 병원의 의료진 중 한 명이 알려준 바로는 목부터 복부까지 광범위하게 치료할 수 있는 고주파 치료 기기는 당시를 기준으로 전국에 3대밖에 없다고 했다. 그래서 이 장비는 암 환자들 사이에서 로망으로 불릴 정도였다.

마지막으로, 요양병원에서 가장 큰 위로가 됐던 것은 나와 비슷한 처지의 환우들을 만난 것이었다. 어쩌면 의료 기기를 통한 치료보다 환우들과 나눈 시간이 더 큰 힘이 되었는지도 모른다. 가족, 친구, 주변의 모든 지인을 통틀어서 나만 암 환자라는 사실은 가끔씩 나를 외롭게했다. 진단 이후 나의 모든 관심사는 암이 되었고 궁금한 것도 나누고 싶은 것도 많았지만, 주변에 암에 대해 이야기 할 사람이 없었다. 하지만 요양병원에 들어서는 순간 고립감이 사라졌다. 모두가 암 환자라는 사실만으로도 '드디어 나를 위한 곳에 왔구나' 하는 안도감이 들었다. 하고 싶었던 이야기를 마음껏 나눌 수 있게 된 나는 어느 날 진정한 나 자신을 찾은 기분마저 들었다. 이상하게도 마음이 불편하면서도 편했다. 요양병원 사람들은 서로의 어깨를 내어

주면서 진심으로 가까워지고 깊은 위로를 주고받았다. 나 또한 마주 앉은 환우의 아픔이 전해지면 울컥하는 마음에 어느새 눈물이 고이고 진심 어린 마음으로 등을 토닥이게 되었다. 나와 마찬가지로 수술을 견딘 그들을 만나면 가족에게는 차마 말할 수 없었던 매일 느끼던 두려움과 슬픔을 자연스럽게 드러낼 수 있었다.

병원에서 만난 환우들은 '안녕하세요'하고 인사하는 것이 아니라, 바로 '어디 하셨어요'라고 묻는다. 그렇게 불편하지 않게 서로의 병명을 먼저 이야기하며 대화를 시작한다. 주로 나눈 이야기들도 암을 이겨내기 위한 방법, 치료에 대한 경험, 앞으로의 대처법 같은 것들이 많았다. 그 이야기들이야말로 내가 가장 알고 싶던 것들이라 자연스럽게 대화에 몰입할 수밖에 없었다. 나에게 가장 중요하고 궁금한 주제이기 때문에 대화에 집중할 수밖에 없었다. 예고 없이 삶에 들이닥친 암이라는 거대한 고비 앞에서 주저앉고 싶을 뻔하다가도 꼿꼿하고 의연하게 항암치료를 받는 환자들을 만나면 '그래, 이런 것쯤 아무것도 아니야.'라고 자연스럽게 스스로를 다독이고, 괜찮다고 말해주게 되었다. 요양병원은 몸을 치료하는 곳이기도 했지만, 무엇보다 마음을 치유해 준 공간이었다.

나 암이래. 입술 끝에 걸리는 말

"나 암에 걸렸대. 암 수술받아야 한대."

암 진단을 받게 된다면 꼭 마주하게 되는 순간이 있다. 어쩌면 암에 걸린 것만큼 비참하고 힘든 순간. 바로 암에 걸렸다는 사실을 수많은 사람들에게 전해야 하는 순간이다. 보험 담당자와 대화할 때조차 늘 차분하게 내 생각을 전하던 내가 이 말을 해야 할 때만큼은 도저히 입이 떨어지지 않았다. 차라리 길을 가다 똥을 밟는 것이 이보다 덜 난감하겠고 한 달을 심한 감기를 앓는 것이 낫겠다고 생각했다. 내가 굳이 전화하지 않고 누군가가 그냥 이메일로 공지해줄 수는 없을까. 아니면 내가 암에 걸렸다는 뉴스를 전봇대마다 걸어 놓으면 어떨까. 그러면 내일 아침이면 모든 사람이 내가 암에 걸린 사실을 자연스럽게 알게 될 텐데 하면서 별생각이 다 들었다.

나를 고통스럽게 하는 이유는 또 있었다. 내 소식을 들을 수화기 너머의 사람들이다. 느닷없이 내가 암에 걸렸다는 소식을 들은 사람들을 생각하니 '그냥 이대로 아무에게도 이야기하지 말까?' 하는 생각만 들었다. 밥을 먹다가 혹은 쇼핑하다가 내 전화를 받는 사람들은 밥이 넘어가지 않을 것이고 쇼핑센터 한가운데서 눈물을 쏟을지도 모를 일인데 그 모든 상황이 나 때문에 벌어진다니. 나는 이 모든 두려운 상황을 상상하면서 전화로 소식을 알릴 사람들을 정해야 했다.

부모님 모르게 수술할 수는 있지만 보호자인 남편 없이 수술받을 수는 없으니 우선 남편에게 알려야 했다. 그리고 아직 암이 뭔지도 모르는 초등 2학년, 5학년인 어린 두 딸에게는 또 어떻게 말해야 할지 생각하니 그 천진한 모습 위에 드리워질 먹구름에 목이 멨다. 부모님에게는 도저히 말할 자신이 없었고 친구들을 생각하면 눈물이 나서 제대로 말할 자신이 없었다. 회사 지인들은 또 얼마나 놀랄지 생각하니 누구 하나 쉽게 넘어갈 사람이 없었다.

계속 망설이기만 하는 내 모습을 보다 보니 결국 이 전화가 내 인생에서 가장 어려운 전화라는 사실을 인정할 수밖에 없었다. 애초에 쉬운 일이 아니었다. 마음을 가다듬고 어떤 부분들을 알려야할지 정리를 해봤다. 전화를 걸어 암에 걸렸다는 것, 기수는 몇 기이고 수술은 언제인지 정도만 알리면 충분했다. 그 정도면 내가 해야 할 몫은 다 한 셈이었다. 그렇게 마음을 가라앉히고 나서야 비로소 통화 버튼을 누를 수 있었다. 상대방이 전화를 받길 기다리면서 통화 연결음을 듣던 중, 문득 수화기 너머 상대방과 나, 서로에 대한 체감온도는 과연 몇 도일까 하는 생각이 들었다. 어떤 말을 하고 어떤 반응을 보일까. 좋지 않은 소식으로 괜한 부담만 주는 건 아닐까. 그 사람과 내가 어떤 관계였는지 떠올리다 보면 자연스레 머릿속에 관계에 대한 몇 개의 카테고리가 떠오르며 생각이 많아졌다.

사람들의 반응은 너무나도 제각각이어서 전화를 거듭할수록 마음의 준비를 단단히 해야만 했다. 코가 맹맹해져서 함께 울어주는 사람도 있었고, 울지도 떨지도 않고 오히려 담담하게 받아들이는 사람도 있었다. 반면, 건조한 목소리로 "요즘은 암도 죽을 병이 아니라 그냥 질병이래. 암이 아니라 종양이라고 부른다잖아."라고 자신이 아는 지식을 말하기 바빠 보이는 사람도 있었다. 또 어떻게 발견한 거냐고 묻고는 이럴 때가 아니고 자기도 건강 검진을 예약해야겠다며 분주해지는 사람도 있었다. 본능적으로 자신을 챙기는 것도 이해가 되고 말 속에 위로하려는 마음이 있었다는 것도 이해하지만 암 진단을 받은 사람에게 따뜻한 아량이 넘쳐날 리는 없다. 그래도 그런 사람들과의 통화를 마치면 그간 울어서 퉁퉁 부은 마음이 가라앉기도 했으니 고마운 마음을 가져야 할지도 모르겠다.

부모님께 말하기

지친 하루를 마치고 집으로 돌아가는 길에 마음이 이상하게 울적해질 때가 있다. 그럴 땐 이상하게도 목소리가 듣고 싶은 사람이 생긴다. 특별한 이유가 없더라도, 그저 "뭐해?" 하고 묻고 "그냥 있어"라는 대답을 듣는 순간, 푹신한 침대에 벌러덩 누운 것처럼 내 마음을 풀어지게 하는 사람. 철없는 마음을 털어놓고 하소연을 해도 조용히 들어주는 사람. 내 마음 한구석 좌표처럼 꼭 붙어 있는, 세상에서 가장 따뜻한 존재. 바로 엄마다.

엄마에게는 도무지 말을 꺼내기가 어려웠지만 아이들을 부탁해야 하는 상황이 되자 말할 수밖에 없었다. 마음을 다잡아도 입이 떨어지지 않아서 혼자서 수없이 연습했다. 하지만 연습은 항상 눈물로 끝났다. 결국 수술 날짜에 등 떠밀리듯 엄마에게 전화를 걸었다. 내 인생에서 가장 고통스러운 통화였다. 암이라는 단어를 입 밖에 꺼낸 순간, 마음 한가운데가 빠지직하고 갈라졌다. 눈물이 왈칵 터졌고 얼굴을 타고 흐르는 건 싸늘한 물이 아닌 속에서 끓어오른 것 같은 고온수였다. 뜨거운 눈물이 이런 거구나 처음 알았다. 엄마는 내 울음 너머로 계속 말했다. 괜찮다고 다 지나갈 거라고. 잘 먹고 잘 자고 체력 잘 챙겨서 수술 잘 받으면 된다고. 자식을 향한 사랑을 말로 많이 표현하지는 않던 엄마였지만 그날만큼은 멈추지 않고 나를 다독였다. 꾸며 낼 수도 숨길 수도 없는 자식에 대한 사랑이 이런 것이구나 느꼈다. 비록 암이라는 소식은 전했지만 결코 암으로 인해 주저앉는 모습만은 보여드리지 않겠다고 다짐했다.

수술과 방사선 치료가 끝난 뒤에는 할머니가 계신 추모 공원을 찾았다. 죽음은 나와는 상관 없는 일이라며 자신 있게 어깨에 힘주고 살다가 암 환자가 되어서 할머니를 찾으니 이전과는 다른 생각이 들었다. 예전엔 너무 멀리 계시는 것만 같은 분이, 그날 따라 유난히 가깝게 느껴졌다. 할머니 앞에 서니 아이처럼 울음이 터졌다. 그러자 동시에 마음속 어딘가에서 할머니 목소리가 들렸다.

'아가 괜찮다. 다 괜찮아. 자꾸 울면 머리 아파 그만 울자.'

그제야 정신이 들었다. 할머니의 피와 뼈를 물려받은 소중한 내 몸을 끝까지 지켜야겠다, 여기서 무너질 수 없다는 오기가 마음 깊숙한 곳에서 생겨났다. 완치될 때까지 포기하지 않고 더는 흔들리지 않겠다고 조용히 맹세하고 돌아섰다.

자녀에게 말하기

아이들에게 알리는 것도 결코 쉬운 일은 아니었다. 두 딸은 8살, 11살이었다. 세상에 병이라고는 감기 밖에 모르는 나이였다. 아이들 눈높이에 맞춰서 암을 쉽게 설명할 수 있을 것 같았는데 생각과 달리 막상 입을 떼려니 마음이 바닥까지 가라앉았다. 할 얘기가 있다는 말에 활짝 웃으며 다가오는 아이들 얼굴이 그날따라 왜 그리 어려 보이던지, 그저 걸어오는 모습만 봤을 뿐인데 눈물이 왈칵 솟았다. 숨을 삼키고 한 명씩 옆에 앉혔다. 둘째의 깡마른 어깨가 품에 닿자 마음이 더 아팠다.

"엄마 몸에 안 좋은 세포가 생겼는데 그냥 두면 걔가 자꾸 대장이 되려고 해서 없애는 수술을 해야 한대. 수술만 하면 엄마는 완전히 건강한 사람이 되는 거니까 걱정하지 마" 그러자 큰아이가 안도한 얼굴로 말했다. "아, 다행이다. 난 엄마가 죽는다는 줄 알았잖아." 그 말에 결국 참았던 눈물이 쏟아지고 말았다.

다음 날, 우연히 길에서 학원 가방을 메고 오는 큰아이를 만났다. 무거운 가방을 들어주려 하자 아이는 놀라며 두 손으로 가방끈을 꼭 쥐었다. "안 돼. 엄마는 아프니까 내가 들을 거야. 진짜 하나도 안 무거워." 그 말 앞에 나는 또 눈물을 흘렸다. 아이는 이미 씩씩하게 받아들이고 있었는데 나는 그저 슬퍼하고만 있었다. 아이들은 부모가 생각하는 것보다 훨씬 강하다. 슬픔을 함께 껴안아 주고 이겨낼 수 있는 존재다. 그래서 나는 더욱 단단해져야 했다. 아이와 함께할 긴 시간을 위해서.

불편한 사람에게 말하기

가족이나 가까운 지인처럼 아끼는 사람들에게 사실을 알리는 게 오히려 쉽다고 느껴지는 때가 있다. 바로 불편한 관계의 사람에게 암에 걸렸다고 말해야 할 때다. 전에는 불편한 관계라면 굳이 연락하지 않아도 됐지만 아이를 맡겨야 하거나 치료를 위해 휴직, 퇴직 절차를 거쳐야 한다면 누군가에게 알릴 수밖에 없다. 그런 전화는 감정이 얽

히고 복잡한 말들이 오가기 전에 빨리 통화를 끝내고 싶다.

요양병원에서 모 대기업에 다니던 동갑내기 환우를 만났다. 그녀는 부사장까지 승진하기 위해 결혼도 하지 않고 그녀의 모든 시간과 에너지를 회사에 쏟아부었다. 하지만 부사장 승진을 앞둔 중요한 시기에 유방암 진단을 받았고 휴직에 들어갔다. 그녀와 경쟁하던 입사 동기는 "그렇게 독하게 살더니 암에 걸린 거 아니냐"는 말로 그녀의 마음을 할퀴어 놓았다. 누군가는 암 진단마저도 남을 상처 주는 도구로 사용한다. 나 역시 암 소식을 전했을 때 건강 관리를 왜 그렇게밖에 못 했냐는 타박을 들은 적이 있다. 그런 말은 암 진단을 받았을 때만큼이나 삶을 돌아보게 하고 마음에 깊고 은근한 상처를 남긴다.

그러나 그들의 말은 진실이 아니다. 나를 어떻게 생각하든 그건 내가 책임질 일이 아니다. 나는 암 환자고 내 방식대로 이 시간을 견디고 있는 중이다. 그러니 이런 껄끄러운 전화를 앞두고 작아지지 않았으면 한다. '암 진단받았어요'라는 말은 '무능력자가 됐어요'라는 뜻이 아니다. 나를 깎아내리는 고백도 아니고 누군가에게 동정을 구하는 요청도 아니다. 그저 내 인생이 이제 다음 챕터로 넘어간다는 대사일 뿐이다. 움츠러들지 말자. 당신은 지금 이 순간을 꿋꿋하게 살아내고 있는, 누구보다 소중하고 강한 사람이다.

두렵지만 견딜만한 항암, 방사선 치료

항암 치료를 받는 환우가 치료를 받고 병실로 돌아오면 이전의 활기는 온데간데없고, 침대에 엎드려서 고통을 참아내는 모습만 남았다. 같이 즐겁게 밥 먹고 산책하며 웃던 환우가 병원에 가서 항암제만 맞고 오면 전혀 다른 사람이 되었다. 입맛을 잃고 걷는 것마저도 힘들어서 종일 침대에 기대앉아 있었다. 진통제를 먹어도 2시간이 지나야 효과가 나타나기 때문에 2시간 동안은 그저 고통이 지나가기를 바라며 이를 악물고 버틸 수밖에 없었다. 하지만 치료를 거듭할수록 진통제 효과가 떨어졌다. 숨 쉬는 것마저 힘들어 보이는 환우를 만나면 마음이 갈가리 찢어지는 것 같았다.

항암 치료에 비할 바는 아니지만 방사선 치료도 힘들기는 마찬가지다. 처음 방사선 치료가 필요 하다는 말을 들었을 때는 몸에 해로운 방사선을 쬐어야 하는 건 줄 알았다. 방사선 치료에 사용되는 방사선은 원전이 폭파되면서 나오는 방사성 오염물질과는 다른 것이기에 몸에 해롭지는 않지만 치료 과정에서 정상세포도 방사선에 노출 되어서 치료 자체가 수월하다고 말할 수는 없다. 게다가 나는 방사선 치료 최대치인 32회를 모두 받았다 보니 피폭량도 많았고 수술 후 면역력이 떨어진 상태로 치료를 받아서 견디기 쉽지 않았다.

방사선 치료가 특히 힘들었던 이유는 주 5일 동안 매일같이 병원에 가야 한다는 것이었다. 기계 안에 누워있는 시간은 고작 15분 남짓이었지만 기운 없는 몸으로 차를 타는 것조차 벅찼다. 무엇보다 방사선을 강하게 쐬고 나면 피로가 극에 달했다. 시간이 지날수록 피부는 벗겨지고 속은 울렁거렸다. 오전에 병원을 다녀오면 점심을 먹기 전까지 아무것도 할 수 없어 침대에 누워있기 일쑤였다. 어느 날, 방사선 치료를 마치고 요양병원 침대에 누워 눈을 감고 있는데 침대가 움직이는 듯 하더니 그대로 아래로 꺼질 것 같은 현기증이 느껴졌다. 침대가 아니라 관에 누워있는 것 같은 기분이었다. 그리고 그 관은 점점 땅으로 가라앉는 것 같았다. 이대로 깜빡 잠이 들었다가는 깊은 바다 아래로 떨어져 다시는 관 밖으로 나오지 못할 것 같아 잠들지 못하고 무릎을 세우고 앉아 한참을 울었다.

32회의 방사선 치료 중에서 7회차를 지나면서부터는 스스로도 온전한 내 모습은 찾아보기 힘들었다. 식욕이 점점 사라졌고 속이 울렁거리다가 때때로 구토가 올라오기도 했다. 만약 시간을 되돌려 암 진단을 받았던 그날로 다시 돌아간다면, 무엇보다 건강한 몸을 만드는 데 가장 먼저 집중할 것이다. 방사선 치료를 겪으며 결국 체력이 전부라는 것을 뼈저리게 깨달았다. 치료가 시작되면 아무리 의지가 있어도 기운이 빠져서 아무것도 할 수 없다. 산책을 자주 나가야 한다. 숲길이나 바닷가를 걸으면서 좋은 공기를 마시고 끼니마다 단백질을 꼼꼼히 챙겨 먹자. 그리고 매일 조금씩이라도 근력 운동을 하며 체력을 길러야 한다. 별거 아닌 것 같아도 그렇게 쌓은 기본이 결국 치료를 견디게 해준다.

　방사선 치료는 가슴 부위의 본을 뜨는 작업으로 시작됐다. 살짝 뜨겁지만 견딜만한 온도의 하얀 젤리가 목 아래부터 겨드랑이, 가슴 전체를 감싸는 느낌이 들었다. 십여 분이 지나자 젤리는 점점 굳어 하얀 본으로 완성됐다. 그 다음 단계는 상체 전체에 매직으로 바둑판처럼 선을 그리는 일이었다. 의사는 '5주 동안 이 선들이 절대! 지워지면 안 됩니다. 치료가 끝날 때까지 샤워 금지입니다. 절대!'라고 몇 번이고 강조했다. 사람마다 암 세포의 위치가 다르기에 몸의 곡선을 따라 그려진 선은 각자에게 맞는 방사선 방향을 표시하는 기준선이 된다. 만약 선이 사라진다면 어디에 얼마만큼의 방사선을 쏴야 할지 알 수 없게 된다. 게다가 방사선이 조금이라도 엇나가면 불필요한 곳에 방사선이 닿게 되어 멀쩡한 장기가 손상될 수도 있다. 그러니 그려진 선을 유지하는 것이 치료의 성패를 가르는 셈이며, 매일 치료를 받을 때마다 움직이지 말라는 주의를 열 번도 넘게 듣는 것도 그런 이유에서다.

　석고처럼 단단히 굳어진 내 몸의 본을 의사가 가져와 치료대 위에 올려놓으면 나는 그 위에 맞춰 눕는다. 매직을 손에 든 의사는 혹시라도 지워진 선이 없는지 꼼꼼히 살핀 뒤 조금이라도 흐려진 곳이 있으면 다시 빼곡하게 그려 넣었다. 겨드랑이 부분의 림프선까지 방사선을 쐬어야 했기 때문에 팔을 위로 올린 채로 10~15분 정도 방사선을 쐬면 치료는 끝났다. 치료를 받는 동안에는 따갑지도 아프지도 않아서 '정말 방사선을 쐰 게 맞나?' 싶을 정도로 감각이 없었다. 하지만 치료를 거듭할수록 피부는 점점 검게 변해갔다. 암 세포든 건강한 세포든 땀구멍 하나까지도 모두 태워버리는 듯한 강한 치료가 이뤄지고 있다는 걸 눈으로 확인할 수 있었다. 그래서 나는 치료 초기부터 의사가 처방해 준 보습 연고를 병원 가기 두 시간 전에 꼭 바르고 갔다. 만약 따로 연고를 처방받지 않았다면, 약국에서 판매하는 일반 보습 연고를 발라도 괜찮으니 꼭 바르고 가는 것이 좋다. 치료 횟수가 늘어날수록 피부는 점점 건조해지고 상하기 쉬운데 이를 예방하고 진정시키는 데는 보습 연고만 한 것이 없다.

방사선 치료가 힘들기는 하지만 충분히 견딜 수 있다. 흔히 알려진 후유증인 울렁거림, 구토, 피부 벗겨짐 등을 너무 겁내지 않았으면 좋겠다. 충분히 휴식하면서 건강한 음식을 챙겨 먹고, 8시간 정도 충분히 자자. 마음을 편히 가지면 얼마든지 견딜 수 있다. 치료가 끝났을 땐, 혹시라도 남아 있었을지 모를 미세한 잔존암까지 모두 정리된 듯한 느낌이 들어서 안심하게 된다. 게다가 몸에 그었던 선을 지우고, 5주만에 하는 샤워의 개운함이란 말로 다 할 수가 없다.

방사선 치료를 모두 마치고 퇴원한 주말, 회색 가지 위에 올망졸망 노란색 꽃을 달고 있는 개나리 꽃꽂이를 봤다. 아직 1월이라 당연히 조화겠거니 하며 슬쩍 만져보았는데 작고 노란 꽃잎이 촉촉했다. 영하의 날씨로 코끝이 시릴 만큼 추웠지만, 끝나지 않을 것 같던 겨울의 기세가 어느새 한풀 꺾인 것 같아 반가웠다. 살을 에는 듯한 찬바람을 몇 달이나 맨몸으로 견뎌냈을 그 개나리는 가느다란 가지에 여전히 고운 꽃을 피우고 있었다. 금방이라도 부러질 듯한 가지를 조심스레 쓰다듬으며 나도 모르게 중얼거렸다. "잘했다. 잘했어." 그 순간 눈물이 주르륵 흘러 당황스러웠다. 수술과 방사선 치료로 얼룩졌던 겨울이 이제 끝나가고 봄이 오고 있다는 것이 정말 기뻤다.

　그해 봄, 개나리와 진달래는 유난히 선명하고 화사한 빛깔로 피어 있었다. 그 꽃들은 수술부터 방사선 치료까지의 힘든 4개월을 꿋꿋이 견뎌낸 나에게 따뜻한 칭찬과 조용한 축하를 건네는 듯했다. 치료의 순간순간은 분명 고되고 힘들지만, 그 모든 과정은 결국 지나간다. 수술과 치료를 앞두고 있다면 너무 멀리 있는 미래를 걱정하지 말고 지금의 나에게 집중하자. 내년이 오면 내년의 봄꽃이 또다시 피어날 것이다.

종이 한 장에 탈탈 털린 나의 정보

요양병원에 입원해있는 동안 매달 한 번씩 혈액 검사 결과지를 받았다. 겉보기엔 종이 한 장일 뿐이지만 그 안에는 내 건강 상태에 대한 중요한 정보들이 담겨 있었다. 병원 원장님은 그 결과지를 펼쳐 놓고 지난 1년간의 나의 식습관과 생활 습관의 문제점들을 모두 파악하셨다. 그리고 혈액 속에는 그만큼 세밀하고 중요한 정보들이 집약되어 있다고 덧붙이셨다. 끼니를 제때 챙겨 먹지 않고 꾸준히 운동하지 않았던 시간들이 혈액 검사지 한 장에 탈탈 털리다니 놀라웠다. 건강에 무신경했던 과거가 그대로 드러나 혼이 나는 기분이 들기도 했지만, 내 몸에 귀 기울이게 된 중요한 계기가 되었다.

암 수술을 앞둔 모든 환자들은 반드시 피검사를 받게 된다. 병원에 요청하면 그 결과지를 받을 수 있으니, 단순히 "이상 없습니다"라는 의사의 한마디에 안심하고 넘기기보다 직접 들여다보기를 권한다. 내가 만난 요양병원 원장님은 3장짜리 혈액 검사 결과지를 설명하는 데에만 10~20분을 들일 만큼 꼼꼼하신 분이었다. 그 정성 덕분에 치료 기간 중에도 수치를 의식하며 생활하고, 퇴원 후에도 스스로 몸을 관리할 수 있는 힘을 얻게 되었다. 그때 원장님께 들은 조언 중, 꼭 기억해야 할 몇 가지를 여러분께도 공유하고 싶다.

비타민 D

요양병원에서 치료를 받으며 같은 방 환우들과 피검사지를 함께 보던 기억이 있다. 각자의 결과지를 들고 비교하면서 우리가 가장 집중해서 들여다본 항목은 단연 비타민 D 수치였다. 나는 수치가 15, 대장암 2기였던 분은 9였다. 정상범위는 30부터 시작된다. 우리가 유독 이 수치에 관심을 가졌던 계기는 당시 요양병원 원장님의 한마디 때문이었다.

"비타민 D 수치는 거의 암 지표에 가깝습니다. 환자들이 암을 처음 발견했을 때 비타민 D 수치를 보면 대부분 20을 넘지 못합니다."

수십 가지 비타민 중에서도 비타민 D는 비타민 C와 함께 암의 전이와 재발을 막는데 가장 핵심적인 역할을 하는 영양소다. 가능하다면 비타민 D 수치를 30이상, 더 좋은 건 50이상으로 유지하는 것이 이상적이다. 이를 위해 정기적으로 피검사를 통해 수치를 확인하고 필요한 경우 고함량 영양제나 주사 처방을 받는 것이 도움이 된다. 나 역시 처음 받은 결과지에서 비타민 D 수치가 낮게 나와 주사 처방을 받았다. 이후 다음달에 비타민 D 수치는 50을 넘겼다.

그러나 잠시 안심하고 방심했더니 수치는 다시 떨어졌고 원장님의 꾸지람 이후 영양제를 꼬박꼬박 챙겨 먹었다. 신기하게도 다시 비타민 D 수치가 오르면서 몸이 좋아졌다. 햇볕을 쬐며 산책하고 끼니에 달걀노른자나 고등어 같은 식재료를 넣어 꾸준히 섭취하자. 비타민 D는 하루 30분 바깥 활동만으로도 생성된다. 실비를 부담해주는 보험에 가입되어 있다면 꼭 요양병원이 아니더라도 가까운 병원에서 혈액검사를 하고 비타민 D 결과를 체크해보길 바란다.

단백질 수치

항암치료를 받고 있는 환우들의 병실을 둘러보면 바나나가 걸려 있곤 했다. 이유를 묻자 호중구 수치를 올리는데 도움이 된다고 했다. 호중구는 감염을 예방해준다. 세균이나 바이러스가 들어오면 즉각 반응해서 내 몸을 지키는 전사와도 같다. 호중구를 포함한 백혈구는 골수에서 만들어지는데 그 재료가 단백질이다. 항암중에는 입맛이 없고 음식을 먹기 힘든 경우가 많아서 이때 비타민과 항산화 성분이 풍부하면서 에너지를 빨리 보충할 수 있는 바나나가 도움이 된다는 것이었다. 그때부터 단백질의 중요성을 실감했다. 단백질은 근육과 면역세포를 만드는 역할을 하기 때문에 잘 챙겨먹어야 한다. 단백질의 최종 산물인 '아미노산'은 우리 몸에서 중요한 세포막, 근육, 효소 특히 항체인 백혈구를 만드는 일에 관여한다. 그리고 아미노산은 몸속 독소를 해독하는 데 중요한 '효소'의 재료이기도 하다. 한마디로 단백질은 면역 세포를 만드는 재료인 것이다. 질좋은 단백질을 먹을수록 면역력이 높아지는 이유가 여기있다고 한다. 반대로 효소를 죽이는 것이 화학조미료 같은 공장에서 만들어진 물질들이니 방부제, 색소, 발색제가 포함된 킬링푸드는 확실히 분류해놓고 가능하면 먹지 말아야한다.

암 환자에게 단백질이 이렇게나 중요하다 보니 피검사 결과지에서 반드시 확인해야 할 수치였고, 그날도 원장님은 종이 3장으로 나를 샅샅이 파헤치셨다. 단백질이 얼마나 부족한지는 혈액 검사 결과지에서 총 단백질량 수치를 보면 알 수 있는데 6.7~8.3이 정상이다. 이보다 낮으면 단백질이 부족하다는 뜻이니 고기, 달걀, 콩류 등을 통해 질 좋은 단백질을 규칙적으로 섭취해야 한다. 원장님은 내게 이렇게 조언했다. "끼니마다 탁구공 두 개만큼, 하루 세 번은 꼭 드세요. 몸무게 50kg이면 하루 단백질은 50g이 필요합니다." 그날 이후 난 끼니마다 단백질을 의식적으로 챙겼다. 삶은 달걀 2개, 달걀찜, 두유 1컵, 낫또, 닭가슴살 100g, 두부, 생선을 먹으면 50g 정도가 된다. 하지만 수치가 괜찮아졌을 무렵, 이번엔 콜레스테롤이 문제였다.

콜레스테롤
암 환자에게 체중증가는 위험 요소다. 체중이 증가한다는 것은 지방세포가 늘어난다는 것이고, 지방세포는 암 세포가 좋아하는 환경을 만든다. 몸에 지방이 많을수록 몸속에 염증이 오래 지속되고 특히나 유방암의 경우 지방조직이 에스트로겐을 더 많이 만들어서 암 세포 성장을 자극할 수도 있다. 또 지방세포를 타고 암 전이가 이루어지기 때문에 지방은 늘 조심해야한다. 하지만 지방과 관련된 콜레스테롤 약을 먹는 것은 신중해야 한다. 나쁜 콜레스테롤이라고 부르는 LDL 수치를 떨어뜨리는 스타틴 계열의 약들은 부작용이 만만치 않고 다양한 형태로 부작용이 나타나기에 기저질환이 있는지에 따라 복용여부를 잘 판단해야 한다.

요양병원에 입원해 있을 때 알게 된 50대 여성 환우가 있었다. 그 환우는 갑상선 기능 문제로 약을 먹고 있었는데 이 사실을 깜빡한 의사가 환우에게 스타틴 계열의 약을 처방했다. 며칠 복용 후 배에 복수가 차오르고 혈압이 갑자기 높아지는 부작용이 생기자 요양병원 측에서는 기저질환을 알고도 약을 잘못 처방한 것을 인정하고 피해보상을 해주었다. 다행히 병원에서 보상해주긴 했지만 되도록 이런 상황이 생기지 않는 것이 좋기 때문에 신중히 알아볼 필요가 있다.

나 역시 부작용을 모르고 콜레스테롤약을 먹었다가 관절통이 심하게 와서 중단한 경험이 있다. 이후 식사량을 줄이고 저녁 8시 이후에는 공복을 유지했다. 처음엔 마냥 굶는 것이라고 생각하니 처량하게 느껴지기도 했지만 내 몸에 휴식과 평화를 주는 시간이라고 생각하니 견딜만했다. 식단과 운동을 병행하자 콜레스테롤 수치가 뚝 떨어졌고 결국 약 없이도 충분히 조절 가능하다는 걸 깨달았다. 이처럼, 스타틴 계열의 약들은 LDL 수치를 떨어뜨리기도 하지만 부작용이 있을 수 있다는 점을 알고 있어야 한다. 만약 약을 복용해야 할 경우라면 꼭 두 군데 이상의 병원에서 상담받고 기저질환 여부를 꼼꼼히 체크한 뒤에 결정하는 것이 좋다.

면역 세포 활동 수치

면역력은 눈에 보이지 않지만, 우리 몸을 24시간 지켜주는 든든한 보안 시스템과 같다. 우리 몸은 매일 암으로 변할 수 있는 돌연변이 세포들을 조금씩 만들어 낸다. 그런데 만약 면역력이 좋다면 우리 몸이 알아서 이런 세포를 초기에 찾아 없애기 때문에 암 예방에 도움이 된다. 그래서 면역력이 약하면 몸속에 염증이 계속 남아있게 되고, 피로와 관절통에 시달리거나 몸의 기능이 저하되는 것이다. 염증은 노화를 촉진하고 심장병이나 치매의 원인이 되기도 한다. 나는 암과의 싸움은 결국 면역력을 끌어올리기 위한 몸부림이라고 말하고 싶다. 그렇기에 내 몸의 면역력을 수치로 정확히 확인할 수 있다면 치료의 방향을 잘 정하고, 내 몸을 더 정확하게 돌볼 수 있을 것이다. 혈액 검사지를 보면 면역 세포가 힘이 센지, 활동을 잘하고 있는지도 알 수 있다. 좀 어려운 용어지만, 결과지를 펼쳐놓고, Neutrophil, Lymphocyte, Monocyte 같은 단어 옆의 숫자를 살펴보자. 이들이 면역 세포와 관련된 수치이고, 기준치의 범위 안에 있으면 내 면역 세포가 건강하다는 신호다.

CA 125, CA 153 등 암 관련 위험인자

CA 153번은 유방암 관련 위험인자를 확인할 수 있어서 별표를 치고 집중해서 보는 부분이다. 정밀 면역 검사로 수치가 0부터 26.4 사이에 있으면 정상이다. 병원 입원실에서 같이 지내던 두 명의 환우와 각자의 혈액 검사 결과지를 본 적이 있었는데 마음 아프게도 CA 153 수치가 높을수록 암의 기수가 높았다. 또 다른 지표인 CA 125는 자궁 쪽 염증 반응과 관련이 있어 유방암 환자 중 타목시펜을 복용하는 경우 특히 유의해야 한다. 수치가 높으면 자궁내막증, 자궁근종 가능성도 고려해야 하니 수치를 확인하고 필요 시 초음파나 CT, MRI 등 영상 검사를 함께 받는 것이 좋다. 하지만 이 수치만으로 암을 확진할 수는 없고 수치에 영향을 미치는 다양한 요인들이 있으니 진단은 반드시 의사와 상의해야한다.

혈액 검사지는 단순한 결과표가 아니다. 내가 무엇을 먹어야 하고 줄여야 하는지, 어떤 생활 습관이 필요한지를 구체적으로 알려주는 '몸의 지도' 같은 것이다. 나를 아끼고 건강한 일상으로 돌아가기 위해 꼭 필요한 과정이기 때문에 수치 하나하나에 관심을 갖고 변화를 기록해 두는 것만으로도 나의 몸을 이해하고 돌보는 힘이 생긴다.

의사를 맹신하지 말고 병원을 의심하지 말자

나는 2024년 한 해 동안 법원에서 의료사고에 대한 손해배상 소송을 전담하고 있는 민사 재판부에서 근무했다. 원고가 내는 소장과 기록 전체를 검토한 후 법복을 입고 법정에 들어가 판사가 진행하는 재판 과정을 함께하고 조서를 작성하는 일을 했다. 눈 앞에서 청구 금액 5억 원이 넘는 굵직한 의료 분쟁 사건들이 진행되는 것을 보며 환자인 원고와 피고인 병원의 치열한 공방 끝에 내려지는 선고도 매주 생생하게 지켜봤다. 환자인 원고의 억울함이 담긴 소장, 가족을 잃은 사람들의 절규가 담긴 탄원서뿐만 아니라, 병원측이 내는 구체적인 수술 경위와 당시 상황에 대한 자세한 그림들, 준비서면과 답변서를 읽으면 의료분쟁이 어떤 이유로 시작 됐고 피해 환자들은 병원을 상대로 무엇을 요구하는지 분명히 알 수 있었다.

다양한 사건 중에도 내가 유난히 자세를 고쳐 앉아 몰입해서 봤던 기록들이 있었다. 바로 암 환자들이 원고가 되어 제기하는 소송이었다. 내가 암 환자가 아니었다면 암 환자들이 제출한 수술 관련 그림이나 병원이 제출한 사실조회회신서 사진을 그저 글자의 일부로 치부하고 넘겼을 테지만 직접 겪은 수술 과정과 치료에 대한 서면들이다 보니 관심 있게 보게 되고 눈에 더 잘 들어왔다. 병원 의무기록지

의 내용은 나 역시 여러 번 봤던 것들이라 익숙하고 수술 장면 그림
은 '내가 이렇게 수술했구나' 생각하며 세밀한 부분까지 자세히 보
기도 했다.

나도 원고와 같은 아픔을 겪은 사람이다 보니 처음 소장을 읽을 때
는 분통이 터지고 원고의 손을 들어주고 싶다. 하지만 피고가 낸 답변
서를 읽으면 원고가 낸 소장에 대한 감정을 걷어내게 되고 한걸음 떨
어져 다시 보게 된다. 병원은 객관적인 진료 차트와 입원기록지에 간
호사가 적은 세세한 내용들을 공개하며 하나하나 반박하고 있었다.
모든 것이 병원의 잘못만은 아니라는 사실이 분명해진다. 서서히 환
자와 병원 양측의 입장이 이해되기 시작하면서 사건을 더 입체적으
로 볼 수 있었다. 특히 암 환자였던 나는 어느 한편에 치우지지 않는
중간자 시선으로 상황을 바라볼 수 있었고 그 시선을 통해 발견한
몇 가지 환자가 놓치기 쉬운 지점을 이야기하고 싶다.

내 몸을 직접 수술했거나 치료해 준 의료진과의 법정 소송이 시작
되면 몸도 마음도 상하기 마련이다. 서류는 말이 없는 듯하지만 그
안에 서로를 물어뜯을 기세로 공격하는 것이 보이고 상대방을 비난
하다가도 상대가 제출한 답변서를 본 뒤에는 그럴만한 입장이라는
것을 헤아리며 맘 아파하는 경우를 보게 된다. 그때마다 암 환자인
나도 함께 슬퍼진다. 그러면 병원의 의료진과 어떤 관계를 맺으면

좋을까. 결론부터 말씀드리면 의사와 병원이 알아서 잘해줄 거라고 무조건 신뢰해도 안되고, 그렇다고 무작정 불신하는 것도 환자에게 아무런 도움이 안된다.

의사를 비롯한 의료진은 내 몸을 회복시키기 위해 노력하는 사람들이다. 이해관계를 떠나 암 환자에게 이들만큼 고마운 존재는 없다. 하지만 의사를 신뢰하더라도 그것과는 별개로 궁금한 것이 생기면 정확히 이해할 수 있을 때까지 물어보는 것이 좋다. 생존을 위한 것이라면 뭐든 궁금한 게 당연하다. 몸이 불편하거나 마음에 걸리는 것들은 바로 이야기할 수 있어야 한다. 의사의 말에만 의존하는 환자보다 자기 생각을 구체적으로 말해주는 환자가 의사에게도 도움이 되니 묻는 것을 미안해하거나 두려워하지 말자.

그러기 위해서 환자는 치료와 병행해서 암을 제대로 이해하기 위한 나름의 공부를 계속해야 한다. 암 진단을 받은 이후에 생활 습관 자체를 바꿔야 하는 경우가 많아서 환자가 공부하는 만큼 몸이 달라진다. 한 명의 의사가 담당하는 환자는 수백 명에 달한다. 그러니 적은 확률일지라도 의사가 실수를 범할 가능성이 있고 그 과정에서 뭔가 석연치 않은 부분이나 오해가 생길 수도 있다. 하지만 생명을 다루는 의사로서 악의적인 마음을 가지고 수술을 하는 의사가 있을까. 나는 단 한 명도 없다고 생각한다. 그러니 내 수술을 집도하는 의사가 나에게는 맞춤형 명의라고 생각하고 굳건한 신뢰를 의사에게 보여주자. 의사도 사람이니 실수할 수 있다는 사실을 기억하고 세상 누구보다 나의 건강을 위해 애를 쓰고 있는 소중한 사람이란 것 또한 잊어서는 안된다.

환자가 병원을 불신하면서 발생하는 분쟁은 적지 않은 편이다. 특히 항암치료가 필요하다는 의사의 권고를 무시하고 자연 치유법이나 입증되지 않은 대체요법을 찾아다니다가 병을 키우는 경우를 종종 본다. 병원에 대한 안좋은 감정이 깊어질수록 대체요법이나 대체의학 같은 비과학적 치료에 쉽게 기대게 되니 조심해야 한다. 대부분의 의사는 수술 후 환자의 몸 상태에 대한 치료계획을 세워둔 후 수술에 임한다. 하지만 환자가 수술 때문에 몸 상태가 더 나빠졌다고 느끼며 진료를 거부하고, 병원에 책임을 추궁하기 시작하면 문제가 심각해진다. 수술 직후 치료에 집중해야 할 시점에 이런 문제로 소송에만 매달리는 사례도 있었다.

치료를 받는 도중에 불만이 늘어나고 병원 측과 마찰이 생길 수도 있다. 생명과 직결되는 문제이기에 쉽게 흥분하는 것도 이해가 된다. 하지만 그 감정이 지금 반드시 받아야 할 중요한 치료를 잊게 만들 정도가 되어서는 안 된다. 완치까지는 생각보다 긴 시간이 걸린다. 그 시간 동안 무엇보다 중요한 것은 긍정적인 마음을 가지고 내 마음의 안정과 여유를 되찾기 위해서 애쓰는 것이다. 치료보다 감정 싸움이 앞서게 된다면 가장 큰 손해는 결국 환자 자신에게 돌아올 것이다. 반면, 환자가 의사의 말을 과하게 신뢰해서 생기는 문제도 있다. 예를 들면 수술이 잘 되었다는 의사의 말만 믿고 수술 후 따라야 하는 진료 규칙을 따르지 않거나, 꼭 먹어야 하는 약을 먹지 않아서 다시 건강에 이상이 생긴 경우다. 또 의사가 분명 완치 되었다고 했는데 다른 부위로 암이 전이되었다면서 병원에 책임을 묻는 소송을 제기하기도 한다.

완치라는 단어가 세상에 존재하긴 하지만 암에는 완치가 없다. 현대 의학으로는 0.5 센티미터 보다 작은 암은 찾기 어렵다. 막 생겨나기 시작한 초기암을 잡아내기 어려운 이유가 이것이다. 그러니 MRI상 더 이상 암 세포가 보이지 않아서 완치 판정을 받게 되더라도 정기 검진을 받으면서 평생 조심해야 하고 꾸준히 관리 해야한다. 수술이 잘 됐다는 의료진의 말을 듣고 '이제 내 인생에서 암은 사라졌구나'라고 생각하지 말고 '수술이라는 한 고비를 잘 넘겼다'는 축하로 받아들이면 좋겠다.

중요한 건 0기냐 4기냐보다 암이 빌런이라는 사실

어제까지 건강하다고 자부했던 사람이 진단을 받고 나면 한순간에 암 환자가 된다. 처음엔 암에 대해 아는 바가 없어서 4기라고 하면 무섭고, 0기라고 하면 조금 안심되는 마음이 생기기도 한다. 나 역시도 그랬다. 하지만 요양병원에서 원장님이 보여준 차트를 본 이후로 나는 머릿속에서 암의 기수를 완전히 지워버렸다. 원장님께 0기도 전이, 재발이 일어나는지 물었을 때 원장님은 2년 만에 0기에서 4기로 전이된 환자의 사례를 알려주었다. A 환자는 1년 만에, B 환자는 2년 만에 유방암 0기에서 4기로 전이 되었다는 말을 들으며 입을 다물 수 없었다.

A환자의 경우 병원에서 수술 후 5년간 먹어야 하는 경구용 항암제인 타목시펜을 환자에게 처방했는데, 그 항암제가 뼈를 약하게 하고 자궁벽을 두껍게 만드는 부작용이 있다는 정보를 알게 된 환자가 다른 질병을 우려해 임의로 약을 먹지 않았던 것이 주요 재발 원인으로 판단된다고 했다. 반면 처음엔 폐암 말기로 진단받았지만 몇십 년째 건강하게 살면서 책까지 출간한 사람도 있다고 했다. 처음에는 1기, 2기가 매우 중요한 줄 알았다. 하지만 암은 그리 단순한 존재가 아니었고 8년, 10년 뒤에도 재발한 사례들을 직접 들으며 암에 있어

완치 판정이란 없다는 걸 뒤늦게 알게 되었다.

정신이 번쩍드는 원장님의 이야기는 계속 이어졌다. 통계상으로는 0기의 재발 비율이 가장 낮은 것 같아 보여도 셀 수 없이 많은 환자를 만나온 원장님은 실제 임상에서 4기로 진행되는 0기 환자들을 은근히 많이 보았다고 했다. 2기나 3기 진단을 받은 환우들은 충격에 휩싸여 빠르게 가치관을 바꾸고 생활 습관을 완전히 뜯어고쳐 새로운 사람이 되는 반면, 0기인 사람들은 잠깐은 노력하지만 곧 이전 모습 그대로 산다는 것이다. 그러니 진단받은 암의 기수가 낮다고 안심하지도 높다고 두려워하지도 말자. 전이와 재발 앞에서 0기냐 4기냐는 중요하지 않으니 긴장의 끈을 영원히 놓아서는 안된다.

초음파나 MRI로도 찾아낼 수 없는 극히 작은 암 세포들이 매일 생겨났다 사멸하고 있지만 우리는 눈치챌 수 없다. 몸속에 암 세포를 가지고 살아가고 있다가 어느 순간 면역체계가 무너지면, 그날 죽어야 할 암 세포가 죽지 않고 우리 우리 몸에 눌어붙게 되는 것. 이것이 암이다. 이렇게 생각하면 환자와 환자가 아닌 사람의 경계가 없다는 생각마저 든다.

수술 전 진료실에서 수술을 집도할 교수님께 "왜 암에 걸리는 걸까요?"라고 물었다. 그러자 교수님은 작은 종이를 꺼내더니 그림을 그려 설명해주셨다. 그림에는 건강한 세포를 뜻하는 동그란 원 옆에 화살표를 따라 옆으로 점점 찌그러지고 뾰족해지는 세포들이 있었다. 화살표 맨끝의 세포는 정상적으로 보이지 않는 못생긴 모습이었다. 세포가 찌그러지고 못생겨지는 동안 면역세포들이 손상된 세포를 제때 처리하지 못한다면 손상된 세포는 결국 돌연변이 세포가 되어 암 세포가 된다는 설명이었다. 우리가 진단받은 병기는 내 몸에서 뽑아낸 대여섯개의 조직이 이 세포 변화의 단계 중에서 어느 단계 쯤에 해당하는지를 추측하고 판단해본 결과일 뿐이다. 그러니 병기만으로 앞으로의 상황을 정확히 예측할 수 없는 것은 너무나 당연하다. 암은 내가 다스리지 않으면 힘을 키우는 방향으로 변한다.

특히 유방암은 호르몬의 영향을 많이 받는 암이라서 호르몬과 깊은 관계가 있다. 유방암 세포는 여성호르몬인 에스트로겐과 프로게스테론을 먹이 삼아 자란다. 그래서 유방암은 여성에게서 발병률이 높고 호르몬 수용체에 따라 종류도 치료 방식도 달라진다. 같은 유방암이어도 쓰는 항암제나 치료법이 사람마다 다른 이유가 여기에 있다. 유방암은 수술 후 시간이 많이 흐른 뒤에 재발하는 경우도 많다. 정기 초음파를 해주는 유방외과 교수가 유방암같이 꼬리가 긴 암이 없다고 말할 정도다. 그러니 병의 기수가 낮다고 안심하지 말고 암 자체를 끊임없이 경계해야 한다.

국내 병원에서 진단하는 방법보다 좀 더 정확한 기수를 알 수 있는 방법으로 맘마프린트가 있다. 수술 후 떼어낸 조직을 그대로 해외로 보내 검사를 진행하는 것이다. 암 세포의 공격성이 어느 정도인지를 통계적으로 분석해서 재발할 확률을 계산한 결과지를 한국으로 보내준다. 이 결과지를 보고 항암 진행 여부와 횟수를 예측하는 경우가 많다. 하지만 이 역시도 조직의 일부만 떼어 보내는 방식이라 내 몸의 전체적인 상태를 정확하게 파악할 수는 없다. 병기가 전혀 무의미하다는 뜻은 아니지만 병기에 지나치게 의미를 부여하면서 걱정하거나 반대로 안심해서도 안된다는 이야기를 꼭 하고 싶다.

오히려 진단 후 가장 먼저 해야 힐 일은 나에세 생긴 암을 정확하게 이해하는 것이다. 지금 이 순간에도 암 세포는 정상세포를 공격하고 있다. 호시탐탐 내 피와 살을 먹고 번식할 기회를 엿보고 있다가 조금 방심하면 그때를 놓치지 않고 공격할 것이다. 그렇다면 몇 기인가에만 집착할 게 아니라 암 세포가 무엇을 좋아하고 어떤 조건에서 빠르게 세력을 키우는지 먼저 아는 것이 훨씬 중요하지 않을까. 채소와 과일을 잘 챙겨 먹지 않지 않아 해독이 제대로 이루어지지 않을 때, 스트레스를 받아 면역력이 떨어질 때, 운동을 하지 않고 잠을 7시간 이상 충분히 자지 않을 때, 물을 1리터도 마시지 않을 때, 이 모든 순간에 암 세포가 크게 웃고 있을 것이다. 내 몸의 주도권을 원하는 암 세포는 이런 빈틈을 절대 놓치지 않는다.

암 세포의 공식 이름은 사멸 세포이다. 그렇다면 사멸 세포가 잘 제거 되어 염증이나 질병으로 이어지지 않게 해주는, 내 몸을 지켜주는 어벤져스는 누구일까. 바로 우리가 흔히 들어본 백혈구, 적혈구, 혈소판, 혈장이다. 이들은 단백질을 기반으로 채소, 과일에 있는 비타민, 미네랄의 도움을 받아 힘을 키운다. 걷거나 운동을 하면서 숨을 크게 들이 마시고 내 쉴 때 피를 맑게하는 산소를 공급받아 에너지를 만들어낸다. 이 어벤져스가 힘을 잃지 않도록 관리하는 방법은 혈액을 맑고 깨끗하게 만들어서 면역력을 높이는 일이다. 우리는 이런 관리에 힘을 쏟아야 한다. 암 세포는 건강한 사람의 몸에도 매일 생겨나고 사라진다. 암 세포를 평생에 거쳐 관리해야한다면 내 몸의 진정한 주치의는 나 자신이라는 사실을 잊지말자.

✿ 진단서 한 장에 구겨진 마음 펴기

버텨야 한다는 마음을 내려놓자 나에게 조금씩 여백이 생겼다.

차를 우리는 짧은 시간, 나무를 바라보는 느린 눈길,

그 조용한 틈 사이로

나는 매일, 나를 다시 살리는 중이다.

한 컵을 달라고 해도 반 컵만 채워줄 용기

수술 후 무기력하게 시간만 흘려보내는 하루가 이어지자 맛있는 제철 음식이라도 먹어야겠다는 생각에 수술 후 처음으로 방어회를 입에 넣었다. 그런데 며칠 지나지 않아 수술 부위 주변에 새빨간 뾰루지들이 하나둘 올라왔다. 그 무렵, 지인을 통해 처음으로 요양병원의 존재를 알게 되었다. 요양병원이라는 이름은 왠지 낯설면서도 따뜻하게 다가왔다. 몸과 마음을 모두 잘 돌봐줄 것 같은 그곳에 나는 그날이라도 당장 입원해서 그곳 침대에 드러눕고 싶었다. 정해진 시간에 나오는 건강한 식단의 밥상, 면역력을 높여주는 주사와 링거, 그리고 무엇보다 누군가의 돌봄이 기다리고 있다는 사실이 위안처럼 느껴졌다. 갑자기 올라온 뾰루지들도, 불안에 뒤척이던 내 마음도 그곳에서는 조금 진정될 수 있을 것 같았다. 수술 부위에 켜진 빨간불 앞에서 나는 몸의 목소리에 귀를 기울이기 시작했다.

특히 방사선 치료를 하루도 빠짐없이 32회나 받아야 한다는 이야기를 듣고나니 더 이상 혼자서 건강을 지켜나갈 자신이 없었다. 나는 정말 다행히도 보험 1세대에 가입되어 있었기 때문에 병원비를 전혀 걱정할 필요가 없어서 요양병원에 가야겠다는 생각은 더욱 확고해졌다. 고민 끝에 남편과 엄마에게 방사선 치료를 받는 한 달 반

동안, 주중 5일은 요양병원에 입원하고 싶다고 말했다. 금요일에 퇴원해서 토요일, 일요일에는 집에서 아이들과 시간을 보내겠다고 했지만 내 예상과는 반대로 심한 반대에 부딪혔다.

"아이들 학원은 어떻게 할꺼냐, 그것만 해결해 놓고 가라"는 남편과 "애들은 어쩌고 혼자 병원에 들어가냐. 어린 애들을 생각해라"는 엄마의 말에 나는 내 귀를 의심했다. '엄마, 뭐라고요? 아이들 건사하겠다고 내 삶을 포기하라고요?' 속으로 소리쳤다. 암 수술 후 32회의 방사선 치료를 앞두고 있는 내 마음은 아무도 모르는 걸까. 힘든 순간에 '너만 생각해!'라고 말해줄 사람이 오직 나밖에 없다는 사실에 정신이 번쩍 들었다.

왜 암에 걸려 아픈 나보다 아이들 학원이 더 중요한 걸까. 왜 엄마는 아프더라도 아이들 곁을 한시도 떠나선 안 되는 걸까. 이렇게 큰 병을 얻은 상황에서도 왜 '나'라는 사람보다 '엄마'의 역할이 더 중요한 걸까. 도무지 이해할 수 없었다. 가족의 눈에 내 행복은 보이지 않고, 그들만의 가치와 기준만 소중한 건가 싶어 마음 한켠이 서늘해졌다. 가족 한 사람 한 사람을 어떻게 하면 더 편하고 행복하게 해줄 수 있을까 궁리하던 내 모습이 파노라마처럼 스쳐 지나갔다. 그런데 그 영상 속에서 나라는 사람은 무표정한 얼굴로 배경처럼 자리하고 있었다. 그렇게 살아온 시간이 진심으로 후회되기 시작했다.

나는 내 몸이 소중했다. 게다가 병원비 전액 지원이라는 든든한 조건 아래 더 건강하게 지낼 수 있는 방법이 있는데 그걸 왜 포기해야 하는가. 아이들이 어리기 때문에라도 나는 더욱 건강한 엄마가 되어 오래 살아야 했다. 나를 먼저 걱정하고 나만 생각하라고 말해 줄 사람은 오직 나뿐인 상황에서 적어도 한 달 동안은 요양병원에 들어가서 꼭 치료를 받아야겠다고 남편과 엄마에게 힘주어 말했다. 다행히 가족들을 설득했고, 주변 분들의 도움으로 내가 없을 때의 상황을 정리할 수 있었다.

결국 나는 요양병원에 입원했고, 월요일부터 금요일까지 병원 셔틀을 타고 아산병원으로 방사선 치료를 받으러 다닐 수 있게 되었다. 누군가의 도움이 있다는 것만으로도 마음이 놓였지만, 치료 자체는 결코 쉬운 일이 아니었다. 매일 상반신을 고스란히 방사선에 노출시키는 15분은 더 길게 느껴졌고 더 깊게 파고들었다. 원래 예정된 28회에 4회가 추가되면서 나는 방사선 치료가 가능한 최대치인 32번을 받아야 했다. 치료가 이어질수록 내 가슴 피부는 때를 밀어낸 것처럼 벗겨졌고 붉게 부어올랐다. 연고를 덕지덕지 바르지 않으면 따가워서 옷을 입을 수도 없었다.

치료를 다녀오고 나면 몸은 녹초가 되었다. 병원 침대에 그대로 쓰러져 아무것도 할 수 없는 상태로 한 달을 보냈다. 시도 때도 없이 속이 울렁거렸고 구토가 쏟아지는 날도 있었다. 이런 몸으로 어떻게 아침 일찍 일어나 식사를 준비하고, 초등학생 두 딸의 공부를 봐주고, 학원에 데려다주고, 다시 돌아와 저녁을 준비할 수 있었을까. 방사선 치료를 받는 동안에도 나를 집안일과 육아 속에 그대로 두었다면, 그건 말 그대로 죽음을 향해 걸어가는 일이었을 것이다. 요양병원을 택한 일은 내 인생을 통틀어 가장 이성적인 선택이자 나를 살린 첫 번째 결정이었다.

투병하면서 나는 이제 내 행복을 가장 중요하게 생각하게 되었다. 내가 행복하기 위해서라면 내 맘대로 굴어도 상관없다는 말이 아니다. 상상을 한 번 해보자. 나는 지금 나를 싫어하는 51명과 마주 앉아 있다. 식탁 위에는 주전자와 빈 물컵이 있다. 내 앞에 마주 앉은 사람은 내가 그 컵에 물을 가득 채워서 건네주기를 바란다. 이전의 나라면 팔이 아파도 51명 모두에게 물을 가득 채워줬을 것이다. 하지만 지금은 내가 들어 올릴 수 있는 만큼의 물만 채워서 건네준다. 절반의 물이라도 따라줘서 고맙다고 하는 사람도 있겠지만, 물이 절반밖에 안 돼서 서운하다고 말하거나 대놓고 욕을 하는 사람도 있을 것이다. 그게 서운한 사람은 나에게서 떠나라고 이젠 말할 수 있다. 나를 인정하고 나를 사랑해 줄 몇 명의 사람과 함께 하는 것만으로 삶은 충분하다는 걸 깨달았기 때문이다.

100명의 사람이 있다고 치자. 극단적으로 나누어보면, 49명은 나를 좋아하고 51명은 내가 어떤 노력을 해도 나를 싫어할 수 있다. 그중 단 두 사람만 더 나를 좋아하게 만들면, 숫자는 겨우 과반을 넘는다. 예전의 나였다면, 절반을 넘기기 위해 그 딱 두 사람의 마음을 얻기 위해 안간힘을 썼을 것이다. 나는 그들의 기준에 나를 끼워 맞추고 그들의 시선에 맞게 살아왔다. 그렇게 해봐야 결국, 나를 좋아하는 사람은 51명, 싫어하는 사람보다 겨우 한 사람 더 늘어난 숫자일 뿐이다. 이제는 한 사람을 더 얻기 위해 애쓰지 않으려고 한다. '왜 예전에는 고분고분하더니, 지금은 시키는 대로 하지 않느냐'며 나를 못마땅해할 상대의 서운한 얼굴을 보며 차분한 목소리로 받아칠 것이다. "죄송합니다. 그래도 싫습니다."

이별을 말할 수 있게 되었을 때

　요양병원에서는 1인실이 남는 경우 하루 이틀 정도는 3인실만 오래 이용하던 환자들이 이용해볼 수 있도록 배려해 주었다. 덕분에 나도 3인실 생활이 익숙해질 무렵 처음으로 1인실에 들어가게 되었다. 다른 환자들과 함께 지내던 병실을 벗어나 그날 처음으로 완전히 혼자가 되었다. 조용한 공간에 갑자기 혼자 있게 되니 적막함이 느껴졌다. 익숙했던 사람들의 목소리와 간호사의 바쁜 발소리까지 사라진 공간이 조금 낯설고 어색했다. 하지만 그것도 잠시, 결혼 이후 처음 있는 오롯이 혼자인 시간이라는 것을 알게 되지 설레기 시작했다. 단 한 사람을 위한 세계에 들어온 느낌이었다.

　혼자만의 시간에 들떠 고요한 방에 앉아있었는데 갑자기 머릿속에 여러 가지 생각이 떠올랐다. 고요함을 즐기고 싶었던 내 마음과 다르게 여러 가지 생각으로 혼잡한 머리가 당황스러웠다. 하지만 그건 어쩌면 나 자신과 마주할 준비가 되었다는 신호였는지도 모른다. 하얀 천장, 커튼 사이로 스미는 햇살, 규칙적인 기계 소음. 처음으로 1인실에서 혼자 잠들고 맞이한 다음날 아침 갑자기 하나의 기억이 뚜렷하게 떠올랐다. 지워진 줄 알았던, 아니 지워야만 했던 기억. 삼십대 초반, 첫 아이를 잃었던 기억이었다.

서른세 살에 첫 아이를 가졌고 열 달 동안 뱃속에서 고이 키우던 순간은 나에게 축복이었다. 세상 모든 엄마가 그렇듯이 하루하루 정말 행복했다. 정기검진 때마다 들려오는 심장 소리는 강하고 분명했고, 초음파 사진 속 아이는 언제나 활기찼다. 세상에 나올 아이를 맞이할 준비를 하며 보내는 하루는 내게 생의 새로운 리듬이었다. 하지만 그 모든 설렘은 단 하루, 아주 짧은 순간에 끝나버렸다. 출산 직전, 예기치 않은 응급상황에 제대로 대처하지 못해 아이의 심장이 멈췄고, 나는 아이를 살리지 못했다. 몇 시간 전만 해도 가끔 배를 발로 차며 즐겁게 놀던 아이가 뱃속에서 사라지고 없었다. 다음 날 아침 미역국을 먹자 가슴에서 젖이 한 방울씩 뚝뚝 흘렀다. 내 몸은 그렇게 아기를 돌볼 준비가 되어 있었는데 정작 아기는 사라져 버리고 꿰멘 자국만 남아있었다.

너무도 분명히 살아 있던 존재가 아무 예고도 없이 사라졌다는 사실을 나는 도무지 받아들일 수 없었다. 새벽 1시가 넘어도 잠은 오지 않았고 겨우 잠이 들어도 새벽 4시면 악몽에 깼다. 내 울음소리가 들리면 지방에서 올라와 잠시 옆방에 머무시던 시어머니가 달려오셨다. "여자가 새벽에 울면 재수 없다. 그만 울어라. 남편도 출근해야 하는데 자꾸 그러면 어떡하니." 무뚝뚝한 위로에 나름의 걱정이 담겨 있었겠지만, 그 말들은 마음에 날카롭게 박혔다. 그 말 앞에선 마음껏 울 수도 없었다. 사람들은 내가 빨리 괜찮아지길 바랐고 '괜찮아질 거야'라는 말은 나에겐 '잊어라'는 말로만 들렸다. 그렇게 사람들의 위로 속에서 나는 오히려 더 무너져 내리고 있었다.

스스로의 무력함을 견딜 수 없었던 나는 난생처음 정신과 진료를 받아보기로 했다. 떨리고 무거운 마음으로 진료실 의자에 앉은 날, 맑고 깊은 눈빛의 의사 앞에서 결국 대성통곡을 하고 말았다. 가족 앞에서는 끝내 꺼낼 수 없었던 아픔을 처음 보는 의사 앞에서 어린 아이처럼 쏟아내며 울었다. 그런데 이상하게도 부끄럽지 않았다. 오히려 마음은 그 어느 때보다 평온하고 편안했다. 그때 처음 알았다. 남들 눈치 보지 않고 그저 내 마음을 토해내듯 실컷 울 수 있는 시간이 필요하다는 것을 말이다.

암 진단을 받고 1인 병동에 앉아 있던 나는 그때를 생각하며 노트에 첫 줄을 적었다. '33세에 경험한 피붙이의 죽음을 아직도 받아들일 수 없다.' 있는 그대로의 마음을 숨기지 않고 써 내려갔다. 몇몇 사람에 대한 원망도 자연스레 따라 나왔다. 아기를 잃고 마음의 화상을 입어 살갗이 벗겨진 나에게, 위로라는 이름으로 소금을 뿌리던 사람들. 지금도 떠올리면 따갑고 쓰라린 그 말들. 다시 떠올려도 고통스러웠기에 나는 몸을 비틀며 격렬하게 울었다. 종이 위에 감정을 담아 써 내려갈 때마다 고통이 온몸을 움켜쥐었고 이내 그 고통의 끝에서 잊고 지냈던 아이를 다시 마주했다. 그리고 오랜 시간 꾹꾹 눌러놓았던 그 말을 아이에게 건넸다.

"아가야, 너랑 같이 있었던 시간 동안 엄마는 천국에서 사는 것 같았어. 너무 늦게 다시 불러줘서 미안해. 사랑해."

말을 마치자 참아왔던 눈물이 쏟아졌다. 병실 한구석에 몸을 구긴 채 조용히 울었다. 그제야 내 마음에서 아이를 완전히 떠나보내 줄 수 있었다. 그 아이는 내 인생의 가장 크고도 짧은 사랑이었다. 이별은 늘 슬픔과 함께 온다지만 이별조차 하지 못한 채 얼어붙은 감정은 슬픔을 넘어 고통이 되었다. 그걸 나는 너무 오랫동안 몰랐다. 그러니 아이를 떠나보낸 후, 내가 슬퍼할 기회조차 제대로 갖지 못한 건 아이에게도, 나 자신에게도 미안한 일이었다. 그렇게 나는 비로소 나만의 방식으로 아이와 이별했다. 정확히 말하면, 아이와의 사랑을 완성했다. 그건 단절이 아니라 회복이었다.

암이라는 병은 내게 고통을 주었지만, 동시에 내 안에 묻혀 있던 오래된 감정을 꺼내는 계기가 되어주었다. 몸을 치료하는 시간은 곧, 마음을 정리하고 삶을 다시 껴안는 시간이 되었다. 나는 이제 더 이상 슬픔을 감추지 않는다. 그저 제 시간에 제대로 애도하고 제대로 말할 수 있는 기회를 놓지지 않으려 한다. 그 기회를 나는 암에 걸리고 나서야 비로소 가질 수 있었다. 치료는 아직 끝나지 않았고 여전히 암의 위협 속에 있지만, 마음은 많이 회복되었다. 무엇보다 나는 이제 더 이상 나를 외면하지 않는다. 아이를 잃은 나. 울지 못했던 나. 웃는 척했던 나. 아이를 살리지 못한 죄인처럼 숨죽였던 나. 그 모든 나를 이제는 품을 수 있다.

　삶은 늘 덧없고 불확실하다. 그러나 사랑은 사라지지 않고 기억은 힘이 되며, 애도는 새로운 시작이 되어준다는 것을 이제는 알고 있다. 그래서 나는 천천히 아주 천천히 나에게 돌아오는 중이다. 그리고 다시 살아가는 중이다. 그 평범한 하루들이 지금의 나를 만든다. 아픔을 꺼내어 마무리 지은 그 경험은 내 안의 감정을 치유하는 첫걸음이 되어주었다. 그리고 나는 그 걸음 위에 조금씩, 나를 다시 세워가는 중이다.

추억 부자의 튼튼한 마음 근육

남편과 나는 늘 열심히 살아왔지만, 정작 마음을 열고 진심을 나누는 시간은 드물었다. 아이 둘을 낳고 기르며 삶의 우선순위는 언제나 아이들이었고 서로의 생각과 감정을 깊이 있게 나눌 여유는 늘 뒤로 밀려났다. 그래서 우리는 대화를 만들어내기 위해 1년에 몇 번씩 여행을 계획했다. 여행을 떠나면 그제야 속이야기를 꺼낼 수 있었고 오랫동안 쌓아올린 각자의 마음의 성에 조심스럽게 작은 문 하나쯤은 열 수 있었다. 가끔 다투기도 했지만, 비행기 티켓만 끊어놓아도 준비하는 과정에서부터 대화가 오가니 그것만으로도 좋았다. 우리에게 가족 여행은 단순히 떠나는 일이 아니었다. 멀어진 마음을 다시 붙들고 서로의 언어를 익히며 상처를 꺼내 보여줄 수 있는 용기를 길러주는 멤버십 트레이닝과정이었다. 나의 여행 일기 첫 장도 이렇게 시작된다. '남편이 운전해준 덕분에 그 많은 여행지를 돌아볼 수 있었다. 너무 가까이에 있어서 잊고 지냈던 남편에 대한 고마움이 낯설 만큼 선명하게 올라온다.'

암 진단을 받으면 이유를 알 수 없는 원망이 올라올 때가 있다. 나도 그랬고 주변을 돌아보면 그 감정이 향하는 대상은 종종 배우자가 되는 경우가 많다. 평생을 함께 살아온 사람. 달고 쓰고 짜고 매운 인생의 모든 맛을 함께 나눈 사람. 그래서일까 가장 가까운 사이이기에 서운한 마음을 더 솔직하게, 때로는 가감 없이 쏟아내게 되는지도 모르겠다. 솔직히 말해서 여행을 함께 하지 않았다면, 아마도 암 진단 사실을 남편에게 쉽게 털어놓지 못했을 것이다. 혼자 꾹꾹 눌러 담고 있다가 도저히 감출 수 없을 때가 되어서야 마지못해 말했을지도 모른다. 하지만 여행을 통해 그의 말투, 표정, 반응을 차곡차곡 알아가며 어느새 마음의 지도를 함께 그려나가고 있었고 덕분에 암 진단을 받던 날 바로 그에게 알릴 수 있었다. 무심하게 들린 그의 말 한마디에 한바탕 부딪히긴 했지만, 누구보다 나를 잘 아는 그와 함께였기에 혼란스러웠던 첫 주를 무사히 버텨낼 수 있었다. 지금 다시 시간을 돌려 그날의 소식을 전한다면, 아마 이렇게 말할 것이다. '있잖아, 나 지금 조금 무거운 얘기를 해야 할 것 같아. 말하는 게 쉽진 않지만 꼭 전해야 해서 그래. 그러니까 놀라지 말고 차분히 들어줘.'

가족에게 암 진단 사실을 털어놓고 난 어느 날, 지나온 여행지들이 하나씩 떠올랐다. 그때는 미처 몰랐지만 함께했던 시간들이 얼마나 큰 선물이었는지 뒤늦게 깨달았다. 사춘기 전의 아이들은 함께하는 여행을 즐거워했고 나는 무리한 일정도 잘 소화해낼 만큼 부지런히 다녔다. 수술을 받고 나면 체력이 예전 같지 않을 것이고 가족과의 여행도 점점 어려워질지 모른다. 그래서인지 여행 일기를 펼칠 때마다 마음이 먼저 웃는다. 그 안에는 웃음과 다툼, 평범한 일상이 뒤섞인 생생한 기억들이 담겨 있고 그 기억속을 비집고 들어간 나는 잠시나마 힘든 하루를 잊게 된다. 그렇게 쌓인 추억이 마음에 근육으로 자리 잡았다는 걸 이제야 알 것 같다. 그 힘으로 다시 탄력을 받을 수 있고 바닥을 치고 튀어 오르는 공처럼 다시 한 번 삶을 향해 도약할 수 있다는 것을.

수술 후 몸이 처지고 마음이 가라앉을 때면 여행의 장면들이 문득 떠올라 무너지지 않게 해주었다. 그 시간들이 있었다는 사실만으로도 마음에 온기가 돌았다. 우울한 기분이 스물스물 올라올 때면, 나는 여행 일기를 꺼내 든다. 세 권의 노트 속에는 카메라로는 다 담을 수 없었던 마음의 풍경들이 고스란히 담겨 있었다. 걸었던 길, 마주쳤던 동물들, 시골의 흙냄새와 별빛 가득한 밤하늘까지. 그 생생함이 좋아서 나는 가끔 일기를 펼친다. 어느 날은 지평선이 보이지 않을 만큼 너른 남도의 들판이 떠오르고 또 어떤 날은 상상도 못 했던 거대한 바위가 우뚝 솟은 강원도의 풍경이 눈앞에 펼쳐진다. 포항에서 속초까지 동해안을 따라 올라가며 맞았던 바닷바람을 떠올리면 웃음이 새어나오고, 모래 위를 달리며 자유를 만끽하던 때가 떠오른다. 바다에서 수영하면서 모든 역할을 내려놓은 채 있는 그대로의 나로 숨쉬게 해주었던 따스한 우도의 햇살. 여행 일기를 읽으며 이런 것들을 떠올리면 행복은 훨씬 단순한 것이라는 생각이 든다.

남양주의 별 관측소에서 본 밤하늘은 아직도 잊히지 않는다. 빈틈없이 채운 별들을 보며 우주 속에 존재하는 나를 다시 생각했다. 어떤 말이나 상황이 나를 작아지게 하더라도 그날의 우주를 떠올리며 생각할 것이다. 먼지처럼 가볍게 털고 일어나자, 다시. 이렇게 마음 구석구석 켜켜이 쌓인 여행의 기억들은 언젠가 삶이 나를 밀쳐내려 할 때 조용히 손을 내밀 것이다. 지치고 금 가듯 부서질 때면, 말없이 나를 붙들어줄 것이다. 거창한 방패는 아니지만, 휘청이는 나를 잠시라도 세워둘 단단한 바닥이 되어줄 것이다.

여행은 종종 나를 잊게 만든다. 일상에서 벗어나 낯선 공간을 걷다 보면 현실에 눌려 있던 감각이 되살아난다. 낯선 공기, 낯선 냄새, 낯선 장면이 머릿속을 환기시키면, 닫혀 있던 마음의 창이 조용히 열린다. 여행을 마치고 돌아올 때면 떠나기 전과는 조금 다른 내가 되어 있다는 게 느껴졌다. 여행은 도피가 아니라 나를 다시 나답게 만드는 과정이다. 삶이 흔들릴 때 그 여행의 조각들은 내 안에서 은근한 힘을 낼 것이다. 다시 흔들리는 날이 오더라도 그 기억들이 마음 깊은 곳에서 나를 일으켜주고, 가장 필요한 순간에 나를 지탱시켜 줄 것이다. 여행 일기 또한 그렇다. 여행을 기록해 둔 일기는 마음에 쌓인 각질을 말끔히 벗겨주었다. 암 진단을 받고 흐려진 마음에 여행 일기를 한 페이지씩 읽을 때면 잊고 있던 나만의 색을 조금씩 되찾아가는 기분이 들었다.

암 진단을 받은 어느 날, 우울한 마음에 노트를 넘기다 울컥한 날이 있었다. 향일암에서 내려다본 아름다운 여수의 풍광이 노트에 펼쳐져 있었다. 내가 이 바위에 다시 오를 수 있을까 생각하니 눈물이 났다. 하지만 다시 꼭 가고야 말겠다는 의지가 올라오는 데는 몇 분도 채 걸리지 않았다. 그래서 다짐했다. 이 여행 일기는 여기서 끝나면 안 된다고. 아직 채워지지 않은 빈 페이지들이 남아 있으니까 더 단단해진 다리로 향일암의 수백 계단도 다시 오를 수 있을 거라고. 그리고 그 다짐을 노트에 조용히 써내려갔다.

찻잎이 풀리는 시간, 마음도 풀어진다

2021년 10월. 설악산 국립공원의 단풍이 절정을 이룰 시기였다. 매우 기다렸던 단풍이지만, 나는 병원 수술대 위에 누워 있어야했다. 단풍 구경은커녕 병실 창밖으로나마 붉고 노란 풍경을 바라보는 게 전부였다. 삶은 예측할 수 없다는 사실이 실감 났다. 앞으로 또 어떤 시련이 닥칠지 얼마나 더 견뎌야 할지 막연한 두려움이 엄습했다. 가만히 있자니 마음이 무너졌다. 아무것도 하지 않기엔 마음이 너무 힘들었다. 그래서 무언가에 몰입하고 싶었다. 생각의 고리를 끊어낼 수 있는 집중이 필요했다. 그때, 그동안 못해봤던 것들을 적어놓은 메모장에 다도를 배우고 싶다고 적어놓은 것이 생각났다. 그렇게 여덟 명이 함께 듣는 다도 수업을 신청했다.

다도는 단순한 '차 마시기'가 아니었다. 찻잔을 데우고, 물을 붓고, 차를 우려내는 과정 하나하나가 정돈된 호흡처럼 느껴졌다. 선생님은 웰컴 티부터 시작해 계절에 따라 여러 종류의 차를 준비했다. 나는 기분좋게 수업 과정을 따라갔다. 찻잔을 들고 놓는 작은 동작마다 집중이 요구됐고 그 집중이 생각을 비웠다. 난생 처음 맡아보는 찻잎의 향에 코를 가까이 대며 향 하나에 정신을 빼앗겼다. 걱정이 아닌 향에 붙들린 것이다. 눈앞에 놓인 찻잎 하나, 수증기와 함께 피어오르는 향기 하나에만 마음이 머물렀다. 그 짧은 몰입이 예상보다 큰 위안을 줬다. 수업에서 마주한 녹차, 홍차, 꽃잎차는 처음 맛보는 것들이었다. 같은 홍차라도 향이 수십 가지나 된다는 사실은 놀라웠다. 어떤 차는 숲 같았고 어떤 차는 꽃밭 같았다. 오렌지 향이 도는 홍차를 마시면 프랑스 어느 카페에 있는 것 같은 기분도 들었다. 차는 공간을 바꾸지 않고도 감각을 그곳으로 데려다 주었다. 정신을 맑게 일깨우는 향, 은근하고 깊게 위로하는 향. 그 다채로운 향기에 이끌려, 나는 수업이 끝난 뒤 여러 가지 차를 사 모으기 시작했다.

다도 수업은 1:1도 가능하지만, 1:10 수업도 훌륭하다. 신청할 때 암 환자임을 미리 밝히면 맞춤 수업을 구성해 주기도 한다. 나는 총 세 번의 수업을 들었는데 매번 다른 차가 소개되어 그 자체로 새로운 여행 같았다. 각양각색의 다기를 감상하는 재미도 쏠쏠했고 차와 함께 곁들이는 다식은 지우개 크기 만큼 작지만 차와 함께 완벽한 조화를 이뤘다. 배는 차지 않아도 마음은 꽉 찬 느낌이었다. 그야말로 정신이 살찌는 순간이었다.

수술 전, 마음을 다잡고 싶지만 방법을 몰라 망설이고 있다면 나는 주저 없이 다도를 추천하고 싶다. 여행지에 온 듯 일상을 벗어난 기분을 경험하게 해주고 늘 바쁘게 살아온 이들에게 잠시 자신을 다른 시선으로 바라보게 해준다. 차에서 퍼지는 따스한 온기와 향기가 마치 두려운 미래와 현재를 잘라내는 투명한 파티션이 되어준다. 그저 한 잔의 차를 마셨을 뿐인데 그 이후의 시간은 묘하게 차분해지면서도 에너지가 차오른다. 지금도 나는 불안이 몰려올 때면 투명한 주전자에 찻잎을 떨어뜨리고 뜨거운 물을 조심스레 부어본다. 찻잎이 물속에서 서서히 몸을 푸는 그 찰나의 시간동안 마음도 함께 이완된다.

다도의 세계를 알아갈수록, 차가 단순한 기호식품이 아니라는 것을 알게 되었다. 다도 수업 중 선생님은 녹차와 홍차에 들어 있는 '폴리페놀'이라는 성분이 강한 항산화 작용을 한다고 설명해 주었다. 그 중 가장 주목할 만한 성분은 '카데킨'이었다. 일본의 한 논문에서는 피부암 환자에게 녹차를 바르자 암이 사라졌다는 연구결과도 있었다. 카테킨은 세포의 돌연변이를 막고 손상을 방지해 항암작용을 한다고 한다. 블루베리나 마늘만큼이나 강력한 항산화 효과를 지닌 녹차의 위상을 알고 나서 나는 보성제다의 유기농 가루녹차, 향 좋은 잎녹차, 실크티백의 티까지 세 종류를 정성껏 구비해두었다.

카페인에 민감한 암 환자에게 커피는 늘 고민거리다. 녹차에도 카페인이 있긴 하지만, 커피에 비하면 훨씬 적은 양이다. 선생님의 말에 따르면, 녹차 한 잔에는 35~45mg 정도의 카페인이 들어 있는데 이는 커피의 1/4 수준이라고 한다. 또 녹차의 테아닌 성분이 카페인을 중화시키는 역할을 하기에 부담도 적다. 나처럼 암 진단을 받은 몸이라면, 이제부터는 나를 특별하게 대우해야 한다. 나는 암 중에서도 5년이 지난 뒤에도 재발하는 경우가 많은 꼬리긴 암인 유방암을 진단 받았다. 10년은 지나야 안심할 수 있다고 하지만 평생 암이라는 세포를 잘 관리해야한다. 그런 나에게 녹차 한 잔은 내 몸을 위한 작고 의미 있는 치료다.

숨을 돌리니 삶이 돌아왔다. 명상

암전문 PT 전문가를 만나거나, 5성급 호텔 쉐프 출신 병원 요리사, 요양병원 원장님 같은 전문가들을 만나면 꼭 물어보는 게 있었다. "전이, 재발을 막기 위해 딱 한 가지를 해야한다면 뭘 하라고 추천하시겠어요?" 요양병원 원장님은 나의 질문이 떨어지자마자 "임상에서 정말 많은 환자들을 만났는데 암이 몇 기냐와 상관없이 명상을 많이 하신 분들이 예후가 좋았어요."라고 바로 답했다. 예상치 못한 '명상'이라는 단어가 낯설었고, 의학을 전공한 전문가가 반드시 받아야 할 치료로 어떤 약이나 시술이 아니라 명상을 꼽은 것도 의외였다.

낯선 단어 명상은 과연 뭘까. 비슷한 것으로 호흡법 정도는 청소년센터에서 부모 교육 시간에 배운 적이 있었는데 5분 정도 눈을 감고 들숨과 날숨에 집중하는 것이었다. 길을 걸으면서도 할 수 있고 잠이 안올 때는 이 명상을 하면 바로 잠들 수 있어 유용했다. 모든 관심을 나에게 집중한 뒤 숨이 몸으로 들어오고 나가는 것을 느껴야 한다. 숫자를 1부터 4까지 세면서 숨을 들이마시고 다시 4를 셀 동안 내쉬는 것이다. 들이마실 때는 사랑, 희망, 밝음을 마음속에 떠올리고, 내뱉을 때는 분노, 어둠 같은 부정적인 감정을 모두 바깥으로 내보낸다.

짧은 5분 동안 나의 숨에 집중했을 뿐인데, 쫓기듯 바쁘게 살아왔던 마음에 어느새 고요함과 편안함이 찾아들어 마음이 차분해졌다. 갑갑했던 마음이 느슨해지면서 숨구멍을 찾은 듯 스트레스가 사라지기도했다. 실제 이 호흡법은 불안, 우울증, 공황장애를 앓고 있는 사람들에게 매우 효과적이기도 하다.

내가 아는 명상은 이정도 였지만 나는 바른 명상법에 대해 더 깊게 알아서, 원장님이 말한 '딱 한가지'를 오랫동안 지키며 살고 싶었다. 명상이 왜 가장 중요한지, 어떻게 해야하는지 그 답을 홍천에 있는 한 힐링센터에서 2박 3일 동안 다양한 프로그램을 하면서 확실하게 배울 수 있었다. 힐링센터에 도착 해서 나무로 지어진 동그란 게르에 20명의 수강생이 매트를 깔고 앉았다. 강사는 하루 중 단 5분이라도 나에게 사랑한다거나 힘내라는 말을 건네며 오직 나에게만 집중하는 시간을 보낸 적이 있냐고 물었다. 모두가 고개를 숙였다. 나에게 긍정적인 메시지를 계속해서 주는 것이 좋은 건 알지만 단 1분도 그런 시간을 가져본 적이 없기때문이다. 나를 위한 시간이 어떤 것일까 생각하게 되면서 강연에 대한 몰입도가 높아졌다.

강사는 뭐니 뭐니해도 건강으로 가는 첫걸음은 세포를 살려내는 것이라는 말로 첫마디를 열었다. 세포를 살리기 위해서 우리가 매일 몸에게, 나에게 말을 걸어주는 것이 명상이라고 명쾌하게 덧붙었다.

그녀가 띄운 화면에는 물 분자 사진이 나왔다. 물에게 사랑한다는 말을 자주 해주면 예쁜 육각형 모양의 결정체가 되지만, 나쁜 말을 계속 쏟아내면 실제 암 세포 모양처럼 찌그러지고 흉측한 모양으로 변한다는 익히 보아온 사진이었다. 여기서 중요한 것은 우리 몸은 70~80퍼센트가 물로 구성되어 있기 때문에 세포가 곧 물이라는 말이었다.

이어서 강사가 내 몸의 물인 세포에게 우리는 매일 좋을 말을 해주고 있는지, 좋은 생각으로 내 몸을 구석구석 깨워주고 있는지 질문했다. 머리가 멍해지는 순간이었다. 컵에 담긴 물 한잔도 좋은 말을 해주면 모양이 예뻐지는 것을 알면서 살아있는 유기체인 소중한 내 몸에게 나는 그 어떤 말도 해준 적이 없었다. 그 순간 왜 명상이 암 환자들에게 좋은지 깨달았다. 명상을 하며 매일 나에게 사랑한다, 고생했다고 말해주니까 우리 세포는 계속해서 힘을 낼 수밖에 없는 것이다.

숲속 힐링센터에서 배운 명상의 시작은 어렵지 않았다. 마음을 차분히 가라앉히고 눈을 감고 누워서 발끝의 왼쪽 엄지 발가락부터 마음으로 들여다보면 된다. 일어나서 다리를 접고 허리를 펴고 앉아서 해도 된다. 있는 그대로 바라본다는 것은 정말 어려운 일이다. 눈을 감고 왼쪽 엄지발가락을 들여다본 뒤에는 왼쪽 발 뒤꿈치를 본다. 무거운지 가벼운지, 차가운지 따뜻한지 그날그날 달라지는 내 몸에게 어떤지 묻고 답해본다. 그다음 발목, 제2의 심장인 종아리, 허벅지,

골반까지 아픈 곳이 있는지, 편안한지, 시원한지, 어떤 감각이 느껴지는지 알기 위해 나에게 집중한다. 반대쪽 다리까지 다 마친 후 이제 상체로 올라간다. 꼬리뼈부터 위로 허리, 배, 척추, 가슴, 명치, 어깨를 지나는 순간 비명을 지르는 내 어깨를 만난다. 목, 코끝을 바라보고, 내 얼굴을 바라본다. 머릿속, 머리 끝 정수리까지 쭉 훑어보며 올라온다. 나의 몸 전체를 있는 그대로 바라보며 나에게 묻고 답하며 마지막은 나에 대한 사랑을 퍼부으며 끝을 맺는다.

　다음으로 눈을 감고 숨에 대해서 생각한다. 내가 생명체로 처음 생겨난 시점부터 숨은 나와 함께 해왔다. 먼저 숨을 깊이 내쉬자. 배꼽 주변의 코어에 있는 바람까지 다 빠질 정도로 숨을 내뱉으면, 몸에서 숨이 다 빠져 나가자마자 자연스럽게 깊은 숨을 다시 들이쉬게 된다. 나의 호흡에 집중할 수 밖에 없게 되는 것이다. 유산소 운동이 좋은 이유도 계속해서 숨을 빨리 쉬게 되고 호흡을 많이 하기 때문이다. 결국 내 몸에 가장 중요한 숨을 많이 쉬어줘야 하는 것이다. 나는 내 안에 있는 부정적인 생각과 느낌을 흘려보내는 것으로 명상을 마무리한다. 그러면 좋은 기운만 남은 내 마음은 따뜻해지고 마음에서 스트레스가 사라지니, 마치 몸과 마음이 따뜻한 욕조에서 쉬고 있는 느낌이 든다. 혈관이 느슨해지는 것 같고 기분이 좋아진다.

우울을 이길 수 없을 때 나는

　암 수술을 받기 3년 전, 2018년. 여수에 계신 엄마는 내게 전화를 걸어 나직이 이름을 불렀다. "유경아, 큰 병원에 가서 한번 검사를 받아보는 게 어때?" 매년 건강검진에서 무사통과했기에 걱정하지 않아도 된다고 안심을 시켰지만, 엄마는 단호했다. 몇 년 전부터 내가 '피곤하다'는 말을 하루도 빼먹지 않고 반복한다는 것이었다. "엄마 나 너무 피곤해, 쓰러질 것 같아." 그렇게 하소연하듯 내뱉는 말을 듣는 게 일상이 되었다는 엄마는 끝내 걱정을 거두지 않았다. 하지만 나는 회사 일 하면서 애 둘 키우는 게 쉽지 않다며 애써 체념할 뿐, 엄마의 조언을 진지하게 받아들이지 않았다.

　돌이켜보면 2018년은 법원 민원 창구에서 제증명 발급 업무를 끝내고 곧바로 복잡하고 어려운 업무인 경매계로 자리를 옮긴 해였다. 중요한 절차가 얽혀 있는 만큼 신경을 곤두세워야 했고, 워킹맘들은 아이들을 잘 챙기지 않는다는 말을 듣기 싫어서 알파맘처럼 늘 완벽하게 해내려고 애썼다. 퇴근 종소리는 반가움보다 또 다른 출근의 시작을 알렸고, 손수 지은 밥과 반찬으로 아이들을 먹이고 뭐하나 부족하지 않게 챙겨주고 싶었기 때문에 나에게 쉴 수 있는 시간이 많지 않았다. 지금 생각하면 내 몸과 마음은 그때 이미 지쳐 있었

던 것 같다. 암 세포가 자라나서 몸이 아우성쳐도 내가 귀를 닫으면
아무 소리도 들리지 않는 법이다.

　2021년 7월. 엄마는 또다시 같은 말을 했다. 모성의 예리한 촉이
었을까. 두 달 뒤, 나는 유방암 진단을 받았다. 몸을 아끼지 않았던
시간, 엄마의 말을 흘려들었던 순간들, 그리고 마음 한켠에 남아 있
던 많은 후회들이 물밀듯 밀려왔다. 병가 중이라 시간은 많았지만
책도 드라마도 보기 싫었다. 소화되지 않은 후회의 덩어리가 마음
깊은 곳에 오래도록 남아 있었다. 두려움도, 절망도 마치 장에 걸려
내려가지 못하는 체중처럼 빠져나갈 출구를 찾지 못하고 가슴 한켠
을 답답하게 채웠다. 그러던 어느 날, 이유 없이 걷고 싶어졌다. 집
앞 공원으로 무작정 나섰다. 정오 햇살이 정수리 위로 따사롭게 내
리쬐고, 고개를 살짝 들어 햇살을 마주한 순간 두려움이 조금은 가
셨다. 바람에 부들부들 흔들리는 작은 잎을 달고 있는 나무가 예뻐
보였다. 걸음을 멈추고 지켜보는 동안 후회와 슬픔은 잠시 마음에서
떠나가고 없었다.

　걷기란 참 묘한 행위다. 왼발이 땅에 닿자마자 곧바로 오른발을
딛는 리듬. 바쁘게 움직이는 발과 달리, 뇌는 안전을 챙기느라 다른
생각을 멈춘다. 오직 나 혼자서 치르는 이 무심한 운동 경기가 끝나
고 나면 마음을 짓눌렀던 응어리가 조금씩 녹아내린다. 몸이 살아나

고 순환이 제대로 이뤄지고 있다는 것이 느껴지자 마음도 한번 다시 일으켜봐야겠단 생각이 들었다. 그날 이후 매일 산책을 했다. 걷고 나면 숙면이 따라왔고 그 덕분에 몸과 마음은 조금씩 가벼워졌다. 걷기는 다리의 모든 근육을 고르게 사용하는 유일한 운동이고 꾸준히 걸으면 몸의 균형도 좋아진다. 무엇보다 햇볕을 받으며 걷는 동안 나오는 호르몬 덕분에 우울감을 많이 줄일 수 있다. 그래서 우울한 날엔 그냥 걸으면서 머릿속에 불쑥 떠오르는 아픈 기억들에 붙들리지 않고 흘려보내는 연습을 했다. 그러다 보면 생각은 자연스레 사라졌다. 산책은 마치 마음의 청소부처럼 매일 해야 제 기능을 다하는 것 같았다.

나는 걷는 방식도 다양하게 바꿨다. 한강 쪽으로 방향을 바꾸기도 하고 늘 걷던 길을 반대로 걸어보기도 했다. 밤이 되면 공원의 분위기가 또 달라져서 같은 산책이라도 다른 느낌이었다. 아무도 없는 공원에서 조용히 걷기보다 이어폰으로 신나는 음악을 들으며 흥겹게 걷기도 하고 때로는 혼자 막춤을 추기도 했다. 누구의 눈치도 보지 않고, 어둠 속에서 펼치는 나만의 무대라고 생각하고 입이 찢어지도록 웃고 나면 마음이 한결 가벼워졌다. 이런 걷기는 내게 일상 속 작은 탈출구였다. 집 근처에 맨발 걷기 코스가 있다면, 망설일 것 없이 신발을 벗고 걸어야 한다. 땅과 몸이 맞닿을 때 일어나는 전기적 작용이 몸속 활성산소를 흡수하고, 황톳길을 걸으면 독소와 염증을 제거하는 데 도움이 된다. 실제로 맨발 걷기 전후 혈압과 혈당을 재보면 수치가 뚜렷하게 낮아진다고 한다. 뭐든지 오래하려면 즐거워야한다. 작은 변화를 주면서 놀이처럼 즐기는 것이 오랫동안 걷기를 이어갈 수 있는 비결이다.

의료소송을 전담하는 민사과 재판부에서 일할 때였다. 환자가 제출한 자료 중 '위암 환자를 위한 가이드라인'이라는 문서가 눈에 띄었다. 기대감을 안고 파일을 열었는데, 첫 번째 지침이 지금도 생생하다. "틈나는 대로 걸으세요." 그 문장이 주는 울림은 생각보다 컸다. 의사의 조언처럼 틈날 때마다 걷기 위해서는 걷는 법을 아는 것도 중요하다. 기분 전환을 위한 산책이라면 천천히 걷는 것도 좋지만, 운동 효과를 보려면 숨이 차고 노래 부르기 어려운 정도의 빠른 걸음으로 걷는 것이 좋다. 러닝머신에서 기울기와 속도를 조절하듯 일상 속에서도 보폭을 넓혔다가 줄여보며 다양한 걷기를 시도해보자.

수술 전 30일 동안 매일 1시간씩 걷는다면 수술실에 들어가는 그날, 당신은 분명히 진단받기 전보다 더 건강한 몸으로 수술을 받을 수 있다. 습관처럼 내뱉던 '피곤해 죽겠다'는 말도 사라지고, 내 안 어딘가에 없던 새로운 스위치 하나가 켜질 것이다. 그 스위치는 온종일 당신의 마음을 따뜻하고 환하게 밝혀줄 것이다.

가장 조용한 도약, 노트 한 페이지

진단을 받은 후 새벽 다섯 시면 눈이 절로 떠졌다. 눈을 감으려 해도 생각은 꼬리에 꼬리를 물고 이어졌고 잠은 멀리 달아났다. '왜 이런 장면이 떠오르는 걸까', '이제 와서 이 일을 어떻게 이해해야 할까' 혼란스러웠다. 혼란스러운 마음을 두서 없이 풀어낸 노트 속에는 이런 문장이 있었다. '나는 인생을 즐기면 안 되는 줄 알았다.'

왜 그랬을까. 중학교 1학년 때, 전교 1등을 했다고 아빠는 평소 가지고 싶어 하던 빨간색 마이마이를 사주셨다. 방학 후 첫 시험에서 반 등수 10등으로 내려앉자 아빠는 마당으로 마이마이를 들고 나가 발로 밟아 부숴버렸다. 그때부터 내 머릿속에 이런 무의식이 뿌리내리기 시작한 것 같다. '부모님이 안 된다고 한 건, 내가 진심으로 좋아해도 가질 수 없는 것이구나. 난 내가 원하는 걸 누릴 자격이 없구나.' 그 무서운 얼굴 앞에서 나는 거의 30년을 남들이 원하는 모습으로만 살아왔던 것이다. 그때의 충격 속에 멈춰 서서 내 행복을 외면한 채 살아온 내가 안쓰럽게 느껴졌다. 왜 이제서야 이런 깨달음이 오는 걸까 허탈했다.

그저 무심히 아침 노트를 쓰고 있었을 뿐인데 목덜미를 타고 뜨거운 눈물이 흘러내렸다. 감정이 터진 듯, 눈물이 그칠 새 없이 쏟아졌다. 하지만 닦지 않고 아침 노트를 계속 써 내려갔다. 화를 냈다가, 다독였다가, 앞으로 어떻게 살고 싶은지 스스로에게 바라는 것들을 적어갔다. 앞으로는 내가 원하는 것을 찾을 때, 타인의 시선은 철저히 배제하고 나 자신의 눈으로 나를 바라보자고 결심했다. 그동안은 내가 불행하더라도 주변 모두가 행복하다면 그 길을 택해야 한다고 믿어왔고, 그건 인생 최대의 착각이었다. 나는 더 이상 마이마이 조각 앞에서 벌벌 떨던 소녀가 아니다. 이제는 내 소중한 것을 파괴하려는 사람에게 맞설 수 있다. 아침 노트는 나에게 그걸 알려줬다.

살면서 내가 진짜 즐거워할 만한 것이 뭔지 생각해본 적 없었다. 여행 말고는 대놓고 즐기는 법도 몰랐다. '돈이라도 펑펑 쓰면서 마음 가는 대로 살 걸' 하고 후회해봤자 이미 암 진단은 내려졌고, 시간을 되돌릴 수는 없었다. 아침 노트를 쓰며 과거의 상처를 마주하는 일은 아팠지만, 그 과정을 통해 내 안에 눌러두었던 진짜 마음을 처음으로 또렷이 들여다볼 수 있었다. '싫어. 아니. 나는 그렇게는 못하겠어.'라고 말하기 시작하면서 내가 원하는 것들을 솔직하게 추구하며 나답게 사는 진짜 인생이 시작되었다.

가장 간절했던 꿈인 아이들과의 유럽 여행도 아침 노트에서 비롯되었다.

인간에게 주어진 시간이란 것이 얼마나 짧고 한 달 뒤를 예측할 수도 없다는 것을 암을 겪으며 알게 된다. 더 늦기 전에 아이들을 데리고 유럽에 가야겠다. 내 무릎은 지금이 가장 튼튼하고, 아이들도 고학년이 되면 장거리 여행 기회는 사라진다. 자신 없다고 미루다가는 모든 기회를 놓친다. 정말 무서운 건 시간이다.

아침 노트에 적힌 이 기록이 내 안의 본능을 자극했다. 일단 마음이 움직이자 가장 먼저 떠오른 것은 미뤄졌던 아이들과의 유럽 여행이었다. 나는 대범하게 1년 뒤 영국행 비행기 티켓을 결제했다. 늘 그렇듯, 비행기 티켓 예매가 여행의 신호탄이 되었고 호텔 예약, 나라별 일정 등의 계획이 줄줄이 이어졌다. 아침 노트로 열망을 확인하고 나면 앞뒤 안 보고 추진할 수 있는 힘이 생겼다. 어떻게 보면 갑작스럽게 떠난 여행이었지만, 아이들과 함께 런던, 파리, 밀라노, 로마, 바르셀로나를 돌며 깨고 싶지 않은 꿈처럼 아름다운 시간을 보냈다. 아침 노트 덕분에 망설이던 마음을 뒤로 하고 떠났던 여행은 내 생의 마지막 순간까지 기억될 찬란하고도 귀한 시간이었다.

수술 후 어느 날 아침 노트를 다시 펼쳤을 때, 거기 적힌 수많은 '하고 싶다'들이 거의 다 이뤄져 있었다. 다도 수업을 듣고, 관엽식물을 키우고, 캘리그라피를 배우고, 천연제품도 만들어봤다. 서울의 명소와 강원도 홍천에 있는 아름다운마을 같은 힐링 장소들도 하나씩 찾아가며 발도장을 찍었다. 이 모든 것이 결국 아침 노트에서 비롯된 결과였다. 쓰면 동경하게 되고 동경은 결국 현실이 된다. 아침 노트는 잘 쓸 필요도 형식을 지킬 필요도 없다. 어떤 날은 졸려서 휘갈기듯 적고 어떤 날은 울다 욕하다가 마무리할 수도 있다. 무의식이 사라지기 전, 눈 뜨자마자 쓰는 것이 아침 노트의 핵심이다.

❀ 이 몸으로 끝까지 버텨낼 거니까

회복은 기다림이기도 하지만, 동시에 선택이다.

가만히 앉아 통증을 묵인하기보다 천천히 일어나 몸을 움직이는 쪽을 고른다.

가벼운 스트레칭 하나가 짧은 산책 한 번이

나를 끝까지 지켜낼 힘이 된다.

좋은 음식보다 중요한 건 나쁜 음식과의 이별

법원 형사과에서 사기 사건에 대한 재판을 진행할 때였다. 피해자에게 말할 기회를 주자 법정에서 일어선 그녀는 인상적인 문장으로 말문을 열었다. "인생에서 좋은 사람 100명 만나는 것보다 나쁜 사람 1명 만나지 않는 것이 더 중요하다는 걸 깨달았습니다." 그 한 명을 잘못 만나 전 재산을 잃은 그녀의 흐느낌이 조용한 법정에 잔잔히 울려도 아무도 그녀를 저지하지 않았다. 암 진단을 받고 무엇을 먹어야 할지 찾아보다가 뜬금없이 그날의 장면이 떠오른 것은 내 몸을 죽이는 음식 한 가지를 안 먹는 것이 몸에 좋은 음식 10가지를 가려 먹는 것보다 중요하다는 생각이 들어서였다.

내 몸을 죽이는 음식은 입이 이미 익숙해진 화학조미료, 방부제, 색소가 많이 들어간 음식, 인스턴트, 레토르트 식품 같은 가능하면 피해야 할 음식들이다. 산폐한 기름으로 튀긴 치킨이나 튀김, 농약이 가득한 채소, 항생제를 잔뜩 투여해 키운 고기, 술 또한 몸을 죽이는 음식이다. 이런 음식들을 많이 먹으면 우리 몸은 어떤 반응을 할까. 음식에 포함된 미세한 독성 물질이 몸에 해를 가하지 못하도록, 내 몸을 자연의 상태로 만들기 위해 에너지를 쓸 것이다. 따라서 몸에 해로운 음식을 먹으면 먹을수록 우리 몸은 더 많은 에너지를 사용하게 되고. 면역력을 위해 쓸 힘은 남아있지 않을 것이다.

면역력이 떨어지면 앞서 설명한 바와 같이, 기회를 노리던 암 세포들이 힘을 키우게 되고 해독에 에너지를 다 써버린 내 몸은 염증과 암 세포에 저항할 수 없게 된다. 그러니 몸에 좋은 것을 찾아서 먹기 이전에 몸에 좋지 않은 음식이 무엇인지 알고, 차단해야 한다. 모든 문제를 해결하는 방법은 문제를 제대로 인식하는 것이다. 밤늦게 먹는 프라이드 치킨이 얼마나 몸에 안 좋은지 깨닫고 무심코 배달 주문을 하는 행동이 문제라고 생각해야 식욕을 자제하는 방법을 고민하게 된다. 일찍 잠자리에 들거나 식욕을 다스리는 방법에 관한 책을 찾아볼 수도 있다. 내가 알아채지 못한 시간 동안 내 몸이 해독을 위해 항상 힘쓰고 있었다는 것을 알게 되면 몸에게 미안해서라도 좋지않은 음식에 대한 식탐을 누르게 될 것이다.

특히 나는 몸이 불필요한 해독에 너무 힘을 빼지 않도록 외식을 조심하고 있다. 어느날 집 근처 중학교 앞의 분식 트럭 아저씨가 '쇼트닝'이라는 글자가 크게 적힌 드럼통을 들어 하얗고 작은 식용유 통에 나눠 담고 있는 것을 보았다. 음식에 관한 책들이 입을 모아 해로운 음식이라고 강조하던 바로 그 '쇼트닝'을 드디어 눈앞에서 보게 된 것이다. 쇼트닝의 다른 이름은 트랜스 지방이다. 우리 몸에 들어오는 순간 온갖 나쁜 작용을 일으키기 때문에 암 환자가 가장 피해야 할 악명 높은 트랜스 지방이 쇼트닝이었다. 그런데 중학교 앞에서 버젓이 그 기름으로 튀김을 만들고 있다니! 설 자리가 없을 정도로 오밀조밀하게 머리를 붙이고 음식을 먹고 있는 아이들에게 어디서부터 어떻게 설명을 해줘야 할지 막막해서 그저 무거운 마음으로 트럭 옆을 지나갔다.

바깥에서 파는 음식 중에 상하거나 재탕한 기름, 쇼트닝만큼 조심해야 할 것은 농약이다. 가성비 좋다고 소문난 샐러드 집을 찾았다가 가장 챙겨 먹는 음식인 샐러드를 반이나 남기고 나와야 했던 날을 잊을 수 없다. 충분히 물에 씻지 않은 것인지 농약을 많이 사용한 저렴한 채소들을 사용한 것인지 혀끝에 닿는 독한 맛에 깜짝 놀라 나도 모르게 얼굴이 저절로 찌푸려졌다. 늘 먹던 양상추, 케일, 치커리로 재료는 같았지만, 맛은 몸서리가 처질 정도로 독했고 당장에 포크를 내려놓게 했다. 아무리 몸에 좋은 샐러드라도 농약을 충분히 제거하지 않은 채로 먹게 되면 정말 득보다 실이 많은 식사가 되어 버린다.

음식점을 무턱대고 불신하는 것은 아니지만, 농약맛을 강렬하게 느낀 뒤로 어쩌면 내손으로 깨끗이 씻어 농약을 제대로 제거한 음식만큼 좋은 게 있을까 하는 생각이 든다. 간편식을 멀리하듯 외식을 자제하며 조금이라도 내 손발을 움직여서 더 건강한 음식을 먹으려 애써야겠다는 생각이 들었다. 이후 주방에서 농약을 깨끗이 제거할 수 있는 과일세척제, 칼슘파우더, 저렴한 식초가 떨어진날이 없다. 내눈에만 그렇겠지만 식초를 한 스푼 떨어뜨린 물에 사과를 넣어두면 식촛물에 둥둥 뜬 사과가 웃고있는 것처럼 보인다.

가장 간편한 음식인 빵이 몸에 해로운지 아닌지에 대한 이야기도 빼놓을 수 없다. 아침을 늘 빵으로 먹을 만큼 빵을 좋아했던 나는 2020년 미국에 1년 동안 있으며 다양한 종류의 빵을 먹어보며 행복했다. 귀국한지 채 6개월도 되지 않은 2021년 암 진단을 받고 음식에 대해 공부하다 보니 많은 책에 밀가루 음식은 가능하면 먹지 말라고 적혀있었다. 정말이지 책을 덮어버리고 더 이상 읽고싶지 않았다. 하지만 다음날 같은 페이지를 펼쳐서 읽으며 '미국인들은 빵이 주식인데, 설마 아예 먹으면 안된다는 건 아니겠지. 어떻게든 빵을 먹을 수 있는 방법이 있을 거야.' 하며 빵을 먹을 수 있는 방법을 찾기 시작했다.

쌀이 문제가 아니듯 '밀' 자체도 문제는 아니었다. 다만, 밀이 수출되는 과정에서 바다 습기를 머금지 않게 하기 위해 넣는 방부제와 화학약품이 문제였다. 또, 하얀 쌀밥처럼 보기 좋게 만들기 위해 첨가되는 하얀 표백제까지 더해진 빵이 문제였던 것이다. 결국 우리는 그런 빵이 아니라 통밀로 만든 빵을 먹으면 되는 것이었다. 나는 호밀이나 통밀처럼 짙은 색을 띠는 유기농 밀가루 빵, 시커멓고 딱딱한 빵을 먹기 시작했다. 그런데 어느 책에서 하얀 밀가루든 통밀이든 간에 '글루텐'이라는 성분 자체가 장에 좋지 않고 몸 여기저기에 해를 끼칠 수 있다는 내용을 보게됐다. 책 때문만은 아니었다. 실제로 나는 빵을 먹은 뒤 종종 속이 더부룩하고 소화가 잘되지 않아 기분이 찝찝한 날이 많았다. 점점 그런 일이 잦아지더니 급기야 체한 것처럼 몸이 아프기 시작했고, 결국 빵은 일주일에 한 번 아주 적은 양만 맛보는 정도로 줄이게 되었다.

요양병원에 있을 때 콜레스테롤 수치가 높게 나온 것을 본 원장님은 "당장 빵을 끊으라"고 하셨다. 도저히 못 끊겠다면 식빵 한 장을 반으로 잘라 먹는 식으로 줄이기를 권하셨다. 준비 없는 이별은 누구든 우울하게 만들 수 있으니 차츰 양을 줄여가는 것도 방법이겠다는 생각이 들었다. 어쨌든 빵은 콜레스테롤 수치를 높이는 주범이니 애석하더라도 늘 마음의 거리를 두는 것이 필요했다. 그것이 나를 살리는 길이라면 그런 심리적인 거리쯤은 스스로 얼마든지 조절할 수 있어야 하지 않을까. 나쁜 사기꾼을 만나 마음의 상처를 입었을 때, 진심으로 믿을 수 있는 누군가를 만나야 비로소 그 상처가 회복되듯이, 내 몸을 아프게 했던 음식을 멀리하고 내 몸을 해독하고 회복시켜줄 음식을 만나서 오래도록 함께 하면 좋겠다.

허준의 동의보감이 알려준 스트레스 관리법

2021년 12월 방사선치료를 위해 입원했던 곳에서 A와 B 그리고 나는 2주 동안 같은 병실을 사용했다. 우리 셋은 며칠 간격으로 유방암 수술을 받았고 방사선치료가 막 시작 된 시점에 입원을 결정했다는 공통점이 있었다. 서로 친해진 뒤 알게 된 놀라운 사실은 모두 진단을 받기 정확히 2년 전쯤에 인생의 큰 전환점을 겪었다는 것이다.

A는 서울살이를 정리하고 태안으로 이주하면서 집을 구하고 아이들 교육과 생계까지 온전히 혼자 감당해야 했다. 지방에서 직장생활을 하던 남편은 바쁜 일정 탓에 도와줄 수 없었다고 했다. B의 상황도 비슷했다. 그녀의 남편은 시아버지의 부름으로 몇 해 전 베트남에 가 있었고 어쩔 수 없이 그녀도 2년 전부터 거제도의 삶을 혼자서 정리하고 베트남으로 들어갈 준비를 해왔다. 하지만 입국을 앞둔 어느날 마지막 점검 차 건강검진을 받은 뒤 그녀는 편도행 비행기 티켓을 취소해야했다.

나는 어땠을까. 2019년 8월 남편의 건강이 급격히 나빠졌고 그로 인해 2020년 3월부터로 예정되어 있던 미국 생활의 모든 준비를 내가 혼자 떠맡게 되었다. 내가 그때 작성한 준비 기록은 A4용지로

150페이지가 넘는 분량이었다. 매일 10가지 이상의 일을 처리해야 했고 숨이 막힐만큼 벅찼다. 하지만 어린 아이 둘을 데리고 무탈하게 1년을 미국에서 보내야 한다는 책임감이 나를 몰아붙였다. 오랫동안 꿈꿔왔던 파견 근무를 준비가 힘들다는 이유로 포기하고 싶지 않았기 때문이다. 게다가 법원업무 중에서 힘들다고 하는 경매계와 민원부서 업무를 자처해서 일을 배우고자 했던 나는 늘 신경이 곤두서있고 긴장된 채로 일을 할 수 밖에 없었다. 그래서 나는 A와 B가 각각 태안과 베트남으로 삶의 터전을 옮기기 위해 얼마나 고된 시간을 보냈을지 짐작할 수 있었다. 쌓여가는 일들을 작은 어깨에 짊어지고 누구의 도움 없이 혼자서 감당하며, 태어나 처음 가게 되는 낯선 곳에 대한 불안과 두려움을 안고 시간을 버텨냈을 것이다.

어쩌면 우리 셋 모두 그렇게 견디는 과정에서 유방암에 걸리게 된 것인지도 모른다. 우리는 제대로 잠을 자지도 운동을 하지도 편하게 여행을 떠나지도 못했다. 충분히 회복할 시간조차 없이 눈을 뜨면 바로 다음 일들을 처리해야 했다. 그 시절 나는 병실 한쪽에 암 관련 책을 열 권 가까이 쌓아두고 읽으며 아침저녁으로 블로그에 글을 썼다. 이를 본 A는 "왜 또 그렇게 스트레스 받으며 살려 하나"며 한사코 그만 쓰라고 했다. 하지만 어느 날 허준의 동의보감에 실린 유방암에 대한 기록을 보여주자 그녀는 요즘 말하는 스트레스, 면역, 호르몬 같은 개념은 조선시대 사람이 정확하게 정리해 둔 것에 감탄했다. 동의보감에는 유방암을 이렇게 설명하고 있었다.

'부인이 근심하고 성내며 억울한 일을 오랫동안 마음에 쌓으면, 지라의 기가 약해지고 간의 기가 뻗쳐 젖 속에 자기도 모르게 자라 새끼나 바둑씨 같은 멍울이 생긴다. 이것은 아프지도 가렵지도 않다가 10여 년이 지나 곪아 터지며 헌 곳이 생기고 푹 꺼지는데, 이를 유암乳癌이라 한다.'『암을 고치는 한방』 성신. 김정수. 소란. 2011년 정말 놀랍지 않은가. 스트레스와 감정의 독소가 해소되지 않으면, 결국 세포가 손상되고 유방암으로까지 발전할 수 있다는 것이다. 암과 스트레스의 관계를 다룬 논문과 연구는 이미 수없이 많다. 스트레스 상황에서 분비되는 호르몬은 면역세포를 공격해 면역력을 떨어뜨리고 그 틈을 타 암 세포는 성장한다. 게다가 이 스트레스 호르몬은 항암 치료 중에도 면역 세포의 감시를 피해서 잠자고 있던 암 세포마저 깨운다고 한다. 시간이 지난 후 암이 재발하는 원인 중 하나가 여기에 있을지 모른다.

한방치료를 받을 수 있는 곳으로 요양병원을 옮겼을 때 한의학 박사인 원장님에게 이 글귀를 그대로 보여드리며 '지라'가 무엇인지 여쭤봤다. 원장님의 설명을 듣고 다시 마음이 무겁게 내려앉았다. 간옆에 오밀조밀 붙어 있는 비장, 췌장, 위장을 하나로 묶어서 지라 또는 비라고 하는데, 이들은 분노나 우울감을 느끼는 우리의 뇌와 연결된 장기라고 했다. '뇌와 연결된 장기'라는 말에 '비위가 상한다, 비위가 약하다'는 말이 떠올랐다. 여기서 비는 비장은, 위는 위장을 뜻한다. 그렇다면 동의보감에서 말하는 부인들은 마음을 상하게 만드는 일들을 많이 접했기 때문에 뇌와 연결된 장기들이 약해지고, 그것이 유방암이 되었다는 결론을 도출해볼 수 있다. 암이 정말 스트레스에서 올 수 있다는 것이 확실해지는 순간이자, 동의보감의 깊이에 다시 한 번 놀란 순간이었다.

이제 30일 뒤, 암 세포를 제거하는 수술을 받는다. 하지만 암 수술 이후 생존자가 되더라도 2차 암이 생겨날 확률은 같은 나이의 일반인보다 두세 배 높다. 2차 암이란 원래 있던 암이 남아서 전이되거나 재발되는 것이 아니라 새로 생겨나는 암이다. 항암, 방사선치료 등 치료 과정에서 사용한 약물들이 원인이 되어 발생한다. 그래서 수술과 치료를 받은 우리는 일반인보다 스트레스 관리를 훨씬 더 철저히 해야 한다. 마음의 독은 그 어떤 독보다 강하다. 이 독을 다스리지 못하면 2차 암의 위협에서 벗어나기 어렵다.

두렵고 불안한 생각은 스트레스를 유발하고 혈관을 수축시킨다. 병원에 입원해 링거를 맞던 날 개인적으로 분하고 화가 나는 일이 있었고 그날 손끝 발끝의 혈관이 모두 숨어버려서 바늘을 세 번이나 찔러도 혈관에서 피가 나오지 않았다. 스트레스를 받으면 숨소리도 얕아진다. 화가 나는 사건에 더 집중하게 되니 숨을 쉬는 것에는 관심이 없어진다. 그러면 산소가 더 적게 들어오고 면역력이 떨어져 암 세포는 힘을 키우게 될 것이다. 그렇다면 반대로 스트레스만 잘 관리해도 재발, 전이, 2차 암의 위협에서 어느 정도 벗어날 수 있다는 뜻이 된다. 그래서 나만의 스트레스 관리법을 만들기로 했다.

가장 간단한 방법은 바로 잠이다. 잠을 푹 자고 일어났을 때 온 몸에 퍼지는 그 개운함을 매일 느껴야한다. 7시간 이상 숙면을 취하면 하루 동안 손상된 세포와 마음을 치유하는 호르몬이 폭포수처럼 분비된다. 이 호르몬이 온몸 구석구석을 샤워하듯 씻어주는 날은, 짜증나는 일조차 가볍게 넘길 수 있다. 아이를 키워본 사람은 안다. 잠을 제대로 못 잔 날엔 아이가 조금만 말썽을 부려도 화가 솟구치지만 충분히 잔 다음날엔 '어리니까 그렇지' 하며 친절한 말투로 아이의 행동을 받아주게 된다. 뇌에 쌓인 피로물질도 자는 동안 뇌 바깥으로 배출된다고 하니 잠은 스트레스뿐만이 아니라 치매까지도 막을 수 있는 최고의 해독제다. 일어난 다음에는 긍정적인 단어를 떠올린다. 나는 『아티스트 웨이』 줄리아 캐머런, 경당, 2022 이나 성경책처럼 힘을 주는 책을 손 닿는 곳에 두고 눈뜨자마자 읽는다. 책을 읽은 뒤에는 누운 채 잠깐 명상을 하거나 몸의 이곳저곳을 늘이는 기본적인 스트레칭만 해도 막혔던 림프가 순환되기 시작하고 면역 호르몬들이 생겨나기 시작한다.

몸에 좋은 음식을 적당히 먹으면 몸이 먼저 알아차리고 얼굴에 미소가 피어난다. 나는 좋은 음식으로 소식하는 것을 평생의 맹세처럼 여긴다. 식사 후에는 걷거나 움직인다. 황톳길을 걷고 공원까지 돌고 나면 하체가 묵직해지고 발바닥이 아파온다. 그때 집으로 돌아와 뜨거운 물로 반신욕을 하면, 몸이 노곤해지고 혈관이 확장되며 근육이 스르륵 풀린다. 몸의 이완은 곧 마음의 이완이다. 실제로 입욕을 하면 베타엔돌핀 같은 이완 호르몬이 분비되고, 백혈구 기능이 향상되어 면역력도 좋아진다.

다시는 숨 쉴 틈 없이 바쁜 생활이나 복잡한 인간관계 속으로 나를 몰아넣지 않는다. 욕심내어 벌여놓은 일들에 깔려 막막함을 느끼는 상황도 이제는 만들지 않는다. 내가 원치 않는 스트레스, 예를 들어 업무 중 기분 나쁜 상황이 생겨도 굳이 근심하거나 성내거나 억울해하지 않는다. 화나는 일도 결국은 내가 그렇게 받아들였기 때문에 화가 되는 것이다. 화를 내는 건 마치 독초를 삼키는 것처럼 해롭다. 굳이 그 독초를 해독하느라 내 소중한 시간을 허비하고 싶지 않다. 그렇다고 무조건 참기만 하는 건 아니다. 화를 내지 않을 뿐, 내 마음이 어떤지 귀 기울이고, 하고 싶은 말은 속으로 삼키지 않는다. 조용하지만 단단하게 말한다. 그래야 울화 덩어리와 맞서 싸울 수 있는 내 편, 내 안의 에너지가 생긴다.

골고루 먹는 법은 쉬워야 한다

　흔히들 골고루 먹어야 건강하다고 한다. 근데 나는 '골고루'가 가장 어려웠다. 한국 음식은 다양한 야채와 고기, 생선이 곁들여진 균형 잡힌 식단이다. 오랫동안 그렇게 먹어왔는데 도대체 뭘 잘못했길래 암에 걸렸을까 싶었다. 앞서 해독 이야기를 하며 "인생에서 만나지 말아야 할 한 사람을 안 만나는 것이, 좋은 사람 열 명을 만나는 것보다 낫다"고 말한 것처럼 한국인의 전통 밥상을 잘 지키면서 해로운 음식을 안 먹는다면 그것으로 골고루 잘 먹는 것은 답이 될 것 같다. 음식이나 요리는 한 번 제대로 배워두면 평생을 끼니 때마다 써먹을 수 있다. 그래서 진단받은 이후 부터는 한식 중에서 특별히 챙겨 먹으면 좋은 것, 피가 되고 살이 되는 음식 정보를 제대로 알아두고 싶었다.

　하지만 수술을 30일 앞둔 지금 당신은 먹는 것보다는 운동으로 몸을 단단히 다지고 싶고, 해보지 못한 일들을 시도해 보고 싶은 마음이 더 클 것이다. 그러다 보니 영양소가 빼곡하게 나열된 요리책은 눈에 들어오지 않을 수 있다. 그래서 나도 지금 이 글에서 먹는 이야기를 장황하게 늘어놓고 싶은 마음은 없다. 다만 꼭 중요한 정보만큼은 당신이 알았으면 좋겠다.

내가 찾은 정보는 서점이나 도서관에서만 얻은 것이 아니다. 암을 완치한 요리연구가의 요리클래스에 직접 등록해서 배우기도 했고, 요양병원에서 근무했던 5성급 호텔 출신 조리사들에게도 배웠다. 그들이 만든 음식을 100일 동안 먹으며 몸으로 직접 느낀 효과를 바탕으로, 기억에 남은 음식들을 중심으로 이야기하려 한다. 수술 전후나 항암, 방사선 치료 중에는 면역력이 급격히 떨어지기 때문에 몸무게가 느는 것을 걱정하지 말고 무조건 잘 먹어야 한다는 것은 잊지 말자. 그리고 치료가 어느 정도 마무리되면 바로 식사량을 줄여 소식小食으로 전환해야 한다는 것도 명심하자. 수술 후에는 반드시 적은 양의 음식으로도 배를 채워야 하는 시기가 온다. 우리가 한 끼에 먹어야할 음식은 밥 반공기, 과일 조각 조금, 야채 1접시, 나물 2접시, 탁구공 2알 크기 정도의 단백질, 그리고 간단한 간식 정도다. 이 구성을 어떤 음식으로 채우면 좋을지, 내가 일상에서 실천하며 터득한 방법들을 나누고자 한다.

반드시 먹어야할 것은 크게 두 가지, 단백질과 비타민이다. 단백질은 고기, 해산물, 달걀 같은 식재료로 아침, 점심, 저녁마다 탁구공 2개 크기만큼 소식하면 충분하다. 세포에 힘을 주는 핵심 요소인 단백질은 가장 잘게 잘라진 아미노산으로 몸에 흡수된다. 이때 아미노산이 세포속으로 잘 흡수되도록 도와주는 비타민, 미네랄, 파이토케미컬을 먹어주면 좋다. 비타민도 단백질만큼이나 중요해서 이들이 많이 함유된 채소와 과일을 먹어주면 '골고루'는 완성 된다. 단백질이 들어간 음식에는 고기, 두부, 나또, 청국장, 생선, 방사유정란, 해산물 등이 있다. 비타민이 풍부한 채소는 상추, 오이, 당근, 파프리카, 고추, 부추, 토마토, 가지 처럼 주로 녹황색 채소다. 이 식재료들은 대부분 암 억제 효과가 있는 것으로도 잘 알려져 있다.

채소를 먹는 가장 쉬운 방법은 샐러드다. 소스는 신맛, 단맛, 짠맛이 균형을 이루도록 만든다. 베이스로는 올리브오일이나 들기름을 쓰고 여기에 식초나 레몬즙, 아가베시럽이나 꿀 같은 단맛을 더한다. 마지막으로 소금이나 발사믹 글레이즈로 간을 맞추면 완성이다. 마트에서 초록빛 채소를 아무거나 골라 와서 이 소스를 뿌려 먹으면 된다. 여기에 삶은 달걀, 구운 닭가슴살, 견과류 등을 곁들이면 더욱 든든하다. 야채는 몸속의 나쁜 물질을 끌어안고 밖으로 배출시키는 강력한 비타민이다. 그런 채소를 먹기 위해 이 궁리 저 궁리 해보는 시간 자체가 결국은 나를 위한 따뜻한 배려가 된다.

비타민이 풍부한 채소를 새우깡 집어먹듯이 먹을 수 있는 방법은 수시로 꺼내서 자르는 수밖에 없다. 아예 아침 식사는 항상 채소와 달걀을 먹는다고 생각하자. 내가 먹은 채소 중에서 가장 부패가 느린 것은 셀러리였다. 기다란 대에 잎을 무성하게 달고 있는 셀러리는 냉장고에서 일주일 정도, 길게는 이 주가 넘어가도 싱싱한 채로 잘 견딜 수 있다. 잘라서 밀폐용기에 넣어두면 처음 사왔을 때 모습 그대로 오래 유지되는 셀러리는 늘 마음이 간다.

셀러리는 적절한 염분기가 있고 특유의 향과 맛이 있어서 그냥 먹어도 좋다. 하지만 익숙하지 않은 경우 파프리카와 오이를 같은 두께와 길이로 썰어서 같이 놓고 집어먹으면 서로 맛이 잘 어울려 셋다 맛있게 먹을 수 있다. 셀러리처럼 섬유소가 풍부해서 장운동을 활발하게 해주는 채소는 장 속에 있는 발암물질과 독소를 배출시켜주기 때문에 꼭 챙겨 먹을 필요가 있다. 셀러리를 먹는 다른 방법을 찾는다면, 이 세 가지를 잘게 잘라서 요거트에 꿀을 조금 넣고 먹는 것도 괜찮다. 가끔 시리얼이나 구운 그래놀라를 넣어 먹어도 훌륭하다. 식이섬유를 잘 챙겨먹고 싶다면 미역, 다시마 같은 해조류와 버섯 종류, 현미, 보리, 율무 같은 통곡물과 사과 같은 껍질째 먹는 과일을 먹으면 된다.

이렇게 먹으려면 결국, 집에 이런 식재료들이 갖춰져 있어야 한다. 원래 나는 장을 볼 때 대형 마트를 주로 이용했지만, 아이들이 태어난 뒤로는 무항생제 고기와 방사유정란을 사기 위해 한살림이나 자연드림 같은 매장을 찾기 시작했다. 암 진단을 받은 이후부터는 이런 유기농 매장에 가는 시간이 더욱 특별하게 느껴진다. 식재료 하나하나를 바라보는 내 눈빛도 그전과는 분명 달라져 있다.

세포를 살려내는 비타민 C, 비타민 K2

회식 자리에서 늘 주황색 포장지에 든 비타민 C 두 알을 뜯어 한 명 한 명의 수저 옆에 조용히 놓아주시던 사법보좌관님이 계셨다. 작년에 있었던 그분의 따님 결혼식 피로연에서는 아예 비타민 C 박스를 뷔페 테이블 위에 쌓아두고 하객들에게 나눠주실 정도였으니 법원에서는 비타민 C 하면 자연스럽게 그분 이야기가 나온다. 직장 상사의 별명을 '천사'로 짓는 경우는 드문 일인데 지금은 국장님이 된 사법보좌관님의 별명은 정말로 '천사'였다.

나는 2021년 10월 수술을 받고 병가를 낸 뒤 2023년 1월에 복직했다. 국장님은 예전 보좌관 시절 함께했던 인연을 기억하시고 점심을 사주셨다. 식사 자리에서 국장님은 비타민 C는 얼마나 먹고 있는지, 몇 시간 간격으로 먹는지, 글루타치온도 처방받아 맞고 있는지, 고농도 요법일 경우에는 몇 g을 투여하는지 등 섬세하다 못해 치밀할 정도로 깊이 있게 질문 하셨다. 당시 나는 수술 후 1년쯤 지난 시점이었고 주말마다 고농도 비타민C 치료를 받는 중이었다. 덕분에 국장님의 질문에 조목조목 대답할 수 있었고 면역 관리를 잘하고 있어서 다행이라는 말씀과 표정에서 어떤 영양제보다 값진 배려와 사랑을 느낄 수 있었다.

그날 국장님이 추천해주신 한 권의 책, 『비타민 C 항암의 비밀』하병근, 페가수스, 2010은 나의 긴 생에 결정적인 도움을 줄 수 있는 것이 되었다. 내가 읽은 수십 권의 건강서적 중에서 이 책 만큼 마음 깊은 곳에 깔려있는 진심을 다 퍼올려서 쓴 책을 보지못했다. 어려서 난치병을 앓았던 저자는 자신의 병을 고치기 위해 서울대 의대를 졸업하고, 미국 인디애나대 의과대학 교수가 되었다. 그 자리에 멈추지 않고 한의학과 대체의학 등 분야를 가리지 않고 파고든 끝에 내린 결론이 바로 비타민 C였다. 제목만 보면 심심한 책들이지만,『비타민 C 항노화의 비밀』하병근, 페가수스, 2012『숨겨진 비타민 C 치료법』하병근, 문화마당, 2003 같은 책 중 단 한 권만이라도 제대로 읽게 된다면, 당신도 지금의 나처럼 식사 때마다 비타민 C 한 알을 뜯어서 챙겨 먹고 주변 사람에게도 자연스럽게 권하게 될 것이다.

비타민 C의 가장 중요한 역할은 세포를 산화시키고 파괴하는 활성산소에 맞서 싸우는 항산화 작용이다. 비타민 C는 세균 감염으로부터 세포를 보호하고, 손상된 부위에는 콜라겐 생성을 촉진해 피부점막을 튼튼하게 만들어서 상처 회복을 돕는 역할도 한다. 세포가 건강해야 면역력이 올라가고, 그래야 암 세포의 공격에도 맞설 수 있다. 그 중심에 비타민 C가 있다. 게다가 다른 항암제에 비해서 믿을 수 없을 만큼 저렴한 것에 감사하며 잘 챙겨먹게 된다. 비타민 C를 약으로만 챙겨 먹을 필요는 없다. 레몬, 키위, 오렌지, 딸기, 파인

애플 같은 새콤한 과일에 풍부하고, 앞서 언급한 시금치, 토마토, 브로콜리, 피망, 고추 같은 녹황색 채소에도 많다. 뿐만 아니라 김치, 나또, 된장, 녹색 채소 등에는 비타민 K도 풍부하니 결국 이런 채소들이 우리 몸을 살리는 강력한 항산화제 역할을 한다는 결론이 자연스럽게 따라온다.

석회화를 막아주는 콜라보 비타민 K2

비타민 이야기라면 이제 조금 지겨우실 수도 있겠다. 1장부터 피검사에서 확인할 수 있는 비타민 D 수치가 얼마나 중요한지 이야기했고, 암 예방을 위해 꼭 챙겨야 한다는 말도 여러 번 나왔다. 게다가 방금 전까지도 비타민 C 이야기가 계속 이어졌으니 이제는 슬슬 질릴 만도 하다. 그렇지만 조금만 더 참고 마지막으로 소개하고 싶은 비타민 K2 이야기를 들어주시기 바란다.

암을 주제로 집필한 나의 첫 책인 『매일매일 암과 멀어지는 힐링 푸드, 근력운동』 오유경, 두드림미디어, 2025이 출간된 이후 직장 상사와 동료들과 함께 식사 자리를 자주 가지게 되었다. 주제는 자연히 건강에 대한 것이었는데 어떤 우연이었는지 나이 50이 막 시작되는 75년 생들의 경우 어깨가 아파서 정형외과를 갔더니 어깨뼈 옆에 석회화가 진행된 것이 보인다는 소견을 받은 사람이 세명이나 되었다. 새벽마다 어깨가 아파서 잠에서 깨는 50대가 5명 중에 세명이나 되다니. 사십견도 아니고 오십견이라는 고유명사가 왜 생겨났는지 분명히 알 수 있었다. 그 얘기를 듣던 모 과장님이 이렇게 말씀하셨다.

"에헤이! 비타민 D를 먹으면 꼭 챙겨먹어야할 게 비타민 K2에요! 골다공증을 예방하려고 비타민 D만 계속 먹으면 우리 몸에는 칼슘이 '모래 쌓이듯' 쌓이거든요. 그게 석회에요. 그래서 비타민 K2를 꼭 같이 먹어줘야 하는 거에요. 보통 비타민 D만 챙겨먹을 줄 알지 K2의 존재까지는 모르는 사람이 많죠."

호기심에 스마트폰을 테이블 한가운데 놓고 '비타민 K2의 효능'을 검색하자 수많은 정보가 쏟아졌다. 비타민 K2는 칼슘이 뼈 사이로 잘 이동하도록 도와주며, 뼈의 밀도를 높이는 동시에 칼슘이 혈관이나 몸속 부드러운 조직에 축적되는 것을 막아 석회화를 예방하는 데 도움이 된다고 나와 있었다. 다들 과장님이 직접 복용 중이라는 '가성비 좋은 비타민 K2'를 그 자리에서 바로 주문했다. 석회화는 내 몸의 염증이 쌓여서 되는 것이다. 그러니 석회가 쌓이는 것을 막아주면 피가 더 원활히 흐를 수 있고 심혈관 질환도 예방할 수 있다. 결국 뼈와 혈관 건강을 지키고 골절의 위험을 줄이기 위해서는, 비타민 D와 함께 반드시 비타민 K2를 함께 먹어야 하는 것이다.

점심 식사 자리에서 들은 또 하나의 유익한 정보를 그냥 넘어가기는 아깝다. 혹시 여기까지 읽으며 머릿속이 조금 복잡해졌다면 이 부분은 잠시 건너뛰어도 괜찮다. 앞에서 동의보감 이야기를 한 데 이어 다시 스트레스를 주제로 삼게 되었지만, 우리가 스트레스를 받을 때 몸이 어떤 영양소를 소모하는지는 생각보다 잘 알려져 있지 않다. 스트레스 상황에서 몸은 몇 가지 영양소를 소모해 이를 해소하려 하는데, 그중 가장 먼저 사용하는 것이 바로 마그네슘과 비타민 C라고 한다. 이 말은 곧, 마그네슘과 비타민 C가 부족하면 스트레스를 받는 상황과 그때 분비되는 나쁜 호르몬에 저항할 힘도 떨어진다는 뜻이다. 반대로 마그네슘과 비타민을 충분히 섭취해두면 마음이 스트레스를 받는 상황이 오더라도 몸이 그나마 방어막을 유지할 수 있다는 말도 된다. 내가 정신적으로 지치고 힘든 상황에 있을수록 비타민과 마그네슘을 잘 챙겨먹자. 작은 알약 두 알이 몸 뿐 아니라 마음까지 지켜줄 수 있을지 모른다.

수술 후유증에 대비하는 스트레칭과 마사지

수술 후 3개월이 지난 어느날, 자고 일어났는데 양 팔이 뒤로 젖혀지지 않았다. 두 팔을 위로 쭉 뻗는 순간 누가 겨드랑이를 날카로운 칼로 찢는 것 같은 극심한 통증이 느껴져 '악!' 하는 소프라노 톤 비명이 절로 나왔다. 수술한 가슴 부위를 살짝 눌러봤더니 수술 당일 이후로는 한 번도 느끼지 못했던 통증이 고스란히 느껴져 깜짝 놀랐다. 수술 후 통증과 방사선 치료로 피부가 벗겨지는 따가움도 겪었는데 이게 끝이 아니란 말인가. 그저 맘 편히 예전과 똑같은 일상을 보내는 여생은 이제 틀린 일일까 싶어 불안함이 몰려왔다.

32회의 방사선 치료를 끝으로 공식적인 치료를 마치고 새롭게 태어난 듯 홀가분했다. 다행스럽게도 이후 3개월 동안 어디가 아프거나 별다른 증상이 나타나지도 않았다. 그런데 하루 아침에 느닷없는 통증이 날 찾아오다니. 요양병원에서 만난 암환우들의 단톡방에 질문을 남겼더니 바로 댓글이 달렸다. '겨드랑이 쪽 핏줄이 기타 줄처럼 길게 솟아 올라왔어? 그러면 수술 부작용이야. 액와막증후군. 나도 수술 전에 뭘 잘 몰라서 스트레칭도 안하고 림프 마사지도 안 받았는데 그게 문제였어. 수술 전에 관리 안한 사람들은 이런 부작용이 너무 많아!'

새벽마다 누군가가 가슴을 찢어대는 것 같은 고통에 벌떡 잠에서 깨는 날이 늘어났다. 심지어 하루는 왠지 모를 서러움에 눈물이 났다. 수술 후 3개월이 되는 시점이어서, 수술을 맡았던 교수님을 다시 만날 수 있었다. 교수님은 나에게 재활의학과를 연결해주셨고 재활의학과 교수님은 팔을 들어올리고 움직이는 여러 동작을 시켜보셨다. 약 10분간의 진찰 끝에 '액와막증후군'이라는 진단을 내리셨다. 암처럼 낯설면서도 다른 환자에게서 들은 적 있어 익숙했던 병명이었다.

만약 수술을 앞두고 있다면 이 사실은 꼭 알아야 한다. 수술은 단순히 암 세포를 제거하는 것이 아니라 몸의 근육을 자르고 분리하는 과정이라는 것을 말이다. 근육에는 결이 있어서 우리가 움직일 때마다 그 결을 따라 유기적으로 움직이는데, 수술은 그 결을 강제로 끊어놓는 작업이다. 잘린 근육은 순간적으로 수축되고 쪼그라들었다가, 몸이 회복되는 과정에서 주변의 혈관과 다른 근육에 엉겨 붙어 서로를 당기게 된다. 주변 근육의 입장에서 보자면 재생하려고 애쓰는 근육들이 자신을 붙잡고 늘리고 있는 있는 셈이다. 그러니 환자는 가만히 있어도 살이 찢기는 듯한 통증과 혈관이 부어오르는 황당한 고통을 느낄 수밖에 없다.

수술 후 증후군에 대한 위험을 구체적으로 나에게 미리 말해 준 사람은 아무도 없었다. 수술을 집도한 교수님도, 방사선 치료를 맡았던 교수님도, 요양병원 원장님도, 그곳의 도수치료사도 모두가 수술 전부터 겪을 수 있는 상황에 대해 말해주지 않았다. 스트레칭을 미리 많이 해두어야 하고 림프 순환을 위해 마사지를 자주 받아야 한다는 말은 그 누구도 해주지 않았다. 링거를 맞는 동안에도 약물 치료만큼이나 스트레칭이 중요하니 후유증 예방을 위해 매일 스트레칭을 꼭 하라는 주의를 단 한 명도 하지 않았다는 사실에 조금 서운한 마음이 들었다. 처음 친구에게 액와막증후군에 대해 듣고 찾아본 자료에는 유방암 수술 환자 중에서 60퍼센트 정도가 겪는 증후군이라고 나와 있었다. 재활의학과에서 진단을 받고 주 2~3회 물리치료를 두 달 정도 받아야 한다는 말을 들은 뒤 나는 의사에게 물었다. 내가 60퍼센트 안에 드는 사람이 된 것인지 궁금했다. 그녀의 대답을 듣는 순간, 나는 절망했고 곧바로 화가 났다.

"저희 병원 유방암 수술 건수가 상당히 많은데요, 환자 대부분이 액와막증후군이나 림프부종을 앓고 있어요. 책에 나온 60퍼센트는 좀 오래된 통계고 외국 사례입니다. 제가 임상에서 본 바로는 후유증을 겪는 분들이 90퍼센트쯤 된다고 봐야 해요. 무사히 넘어가시는 분들은 대부분 수술 전에 림프 마사지도 받으시고, 수술 후에 꾸준히 스트레칭을 하신 분들이죠."

거의 모든 환자가 겪는 일들을 난 왜 전혀 모르고 있었을까. 미리 알았다면 림프 마사지도 받고 스트레칭도 더 열심히 했을텐데. 아쉬움이 컸지만 돌이켜보면 수술을 성공적으로 마무리해준 집도의에게는 정말 고마웠고 요양병원의 의료진 역시 꼼꼼하게 면역 관리를 해준 것만으로도 충분히 감사한 일이었다. 스트레칭 정도는 내가 미리미리 직접 챙겼어야했다는 것을 수술 후 3개월이 지나서야 알게 되었다.

재활센터 치료사들은 나의 가슴과 겨드랑이 근육을 두손으로 잡고 각각 반대 방향으로 비틀어 대며 늘여댔다. 고통에 흘러나오는 신음 소리를 참을 수 없었고 눈물도 찔끔찔끔 흘러 사지가 찢기는 가혹한 형벌이라도 받는 기분이 들었다. 자다가도 새벽 5시 무렵이 되면 통증에 눈을 뜰 수 밖에 없었고 머리맡에 둔 알로에 젤을 듬뿍 짜서 아픈 부위를 마사지했다. 도대체 언제쯤 이 고통이 사라질까. 수술 전부터 스트레칭을 많이 했더라면, 근육을 좀 더 튼튼하게 만들어두었더라면. 아니, 수술이 끝나고 3개월 동안 열심히 몸을 늘여주었다면 이런 끔찍한 고통을 겪지 않을 수도 있었을 텐데. 새벽에 깨서 마사지를 할 때마다 이런 생각이 들어 아쉬웠다.

혈관이 기타 줄처럼 툭 불거져 나오는 액와막증후군이 끝이 아니었다. 물리치료를 받고 조금 살 만해졌을 무렵, 모든 고통이 이제 끝난 줄로만 알았다. 하지만 스트레칭을 두어 달 쉬었더니 3개월 뒤에는 림프샘이 굳고 근육끼리 엉켜버리는 '근육 협착증'이 찾아왔다. 가슴을 뜨거운 돌로 문지르는 스톤 마사지와 도수치료, 물리치료를 다시 두 달 정도 받았다. 치료사는 전문가답게 여기저기 근육을 밀가루 반죽 다루듯 능숙하게 주물렀다. 하지만 이내 실력에 감탄할 틈도 없이 어마어마한 고통이 바로 뒤따랐다. 치료사는 두 손으로 옆구리 쪽을 늘렸고 살이 찢기는 듯한 통증이 극에 달했을 때 '툭' 하는 둔탁한 소리가 났다. 튀어나온 혈관이 끊어지는 소리였고 그렇게 끊어야 통증이 줄어든다고 했다. 다시 한 번 '툭' 하는 소리가 나고 베드 위에 누워 있던 내 얼굴에서는 쉴 새 없이 눈물이 흘렀다. 그 모습을 바라보던 치료사의 눈에도 눈물이 고여 있었다. 앞으로는 혼자서라도 자주자주 스트레칭하고 마사지해야 한다고 진심으로 말했다. 나의 처지를 안타까워하며 고통에 공감해주던 그 눈물이 따뜻한 위로로 마음에 와닿았다.

몇 달 뒤, 다시 또 다른 고통이 찾아왔다. 가만히 있어도 가슴에 전기가 흐르듯 찌릿찌릿한 통증이 느껴졌고 밤마다 앓는 소리를 내며 통증 부위를 문지르느라 잠을 설치기 일쑤였다. 암에 걸린 사람에게는 남은 미래의 시간을 예측하기 어려운 것보다 어떤 고통이 언제 찾아올지 모른다는 사실 자체가 더 고통스러웠다. 혹시 전이가 된 건 아닐까 불안한 마음에 초음파 전문의를 찾아갔다. 내가 아팠던 이유는 혈관염의 일종인 '몬도르병' 때문이었다. 몬도르병은 수술 부위의 혈액순환이 원활하지 않아 가슴 부위 혈관에 피 찌꺼기가 쌓여 생기는 병이었다. 의사는 목, 어깨, 허리, 발목과 같은 돌릴 수 있는 부위를 자주 돌려줘야 아픈게 빨리 낫는다고 말했다. 눈물을 찔끔거리며 몸을 돌려봤지만 막상 아프고 나니 제대로 된 스트레칭조차 할 수 없었다. 회복은 더디기만 했다.

　나는 당신이 나처럼 이 병들을 몰라서 액와막 증후군, 근육 협착증, 몬도르병을 차례로 겪는 일이 없었으면 좋겠다. 그렇다면 무엇을 해야 할까? 수술 전부터 림프 마사지를 꾸준히 받거나 림프 부위를 스스로 마사지해주면서 몸을 해독과 순환이 잘되는 상태로 준비해야 한다. 림프 마사지는 단순한 마사지를 넘어 우리 몸이 스스로 회복하는 힘을 키워주는 데 중요한 역할을 한다. 그리고 스트레칭으로 근육을 이완시키고 수술 후 회복을 앞당기기 위해 근력운동도 병행해야 한다. 근육이 움직일 때마다 림프액은 펌프처럼 밀려 흐르게 되는데, 특히 수술 후 움직임이 줄어든 부위에서는 이 펌프 작용이 약해지기 쉽다. 따라서 무리하지 않는 선에서 팔, 어깨, 등 주변의 근육을 꾸준히 단련해주는 것이 중요하다. 늘어난 근력은 림프 정체를 막고 염증을 줄여준다. 움직이지 않으면 더 아프고, 그렇다고 너무 무리하면 또 다른 고통이 따라온다. 그렇기 때문에 더더욱 내 몸의 경계선을 잘 살피면서 부드럽지만 단단한 힘을 조금씩 길러가는 것이 필요하다.

고관절 돌리기를 아시나요

　고관절이 얼마나 중요한지 처음으로 실감하게 된 건 2024년부터 시작한 필라테스 수업을 통해서였다. 물론 그보다 앞서 2021년에 받았던 '암환우를 위한 전문PT'에서도 트레이너가 강조하긴 했다. "전이는 특히 골반뼈로 잘 오기 때문에, 이 동작은 여기 올 때마다 항상 한다고 생각하세요."라는 말을 들으며 고관절 운동을 매일 같이 반복했던 기억이 난다. 그때는 그냥 그런가보다 했는데 그 말의 진짜 의미가 마음 깊이 와닿은 건 나와 비슷한 시기에 유방암 수술을 했던 K 언니의 전이 소식을 들으면서였다. 병기 자체가 높지 않았던 언니는 항암치료도 처음 예정된 8회에서 기본 항암인 4회만 받고 끝났다. 그래서 더 충격이었다. 수술한 지 겨우 1년 반밖에 지나지 않았는데 암이 골반뼈로 전이되었다니. 이게 도대체 무슨 날벼락인가 싶었다. 며칠을 우울하게 보내다 예전에 받았던 PT를 정리해서 블로그에 올려둔 것이 생각나 찾아봤다. 글뿐 아니라 10초짜리 동영상까지 하나하나 정성스레 기록해 놓은 덕분에 다시 꺼내보며 꼼꼼히 복습할 수 있었다.

　그 중 기억에 남는 장면이 있다. 돌돌 말아놓은 요가 매트를 기둥처럼 세우고 그 위에 축구공만 한 필라테스 공을 올려놓은 뒤 다리를 들어 그 위로 번갈아 넘기는 동작이다. 쉽게 말해, 다리를 들어올려서 돌려주는 간단한 동작이다. 오른발, 왼발, 다시 오른발. 마치 어릴 적 명절에 동네 꼬마들과 했던 제기차기가 떠오르기도 했다. 생각해보니 제기차기야말로 고관절에 참 좋은 운동이었구나 싶다. 영상 아래 내가 붙여놨던 '고관절 운동은 전이와 재발을 막는 가장 중요한 운동이다.'라는 제목을 다시 읽는 순간 머릿속에 천둥이 치는 것 같았다. 왜 그 말을 언니에게 자주 해주지 못했을까. 왜 강조하지 않았을까. 후회가 밀려왔다.

전이가 오면 우리 몸에서는 주로 큰 뼈로 온다. 대표적인 네 곳은 골반뼈, 어깨뼈, 척추, 엉덩이뼈다. 이곳들은 암 세포가 자라기 좋은 환경이지만 암 환자 입장에서는 따로 운동 해주기 너무 어려운 부위라는 점이 문제다. PT를 받으러 오는 많은 환자들이 이미 뼈 전이를 겪고 있고 그 상태가 되면 통증 때문에 운동을 하고 싶어도 할 수 없는 안타까운 상황에 놓이게 된다. K 언니에게 보여주고 따라 하라고 말하기에는 이미 너무 늦어버린 이야기였다. 그래서 나는 당신에게 진심으로 말하고 싶다. 만약 내가 당신을 매일 따라다니며 잔소리할 수 있다면 이 운동만큼은 하루에 단 5분이라도 시간을 내어 꼭 하라고, 그것이 당신의 평생 습관이 되기를 바란다고 말이다.

그렇다면 왜 암 세포는 자꾸 골반뼈로 전이되는 걸까? 골반 주위는 지나가는 혈관이 많지 않기 때문이다. 혈관이 부족하면 산소 공급이 원활하지 않다. 그런데 암 세포는 주로 큰 뼈로 전이되기 때문에 산소가 부족한 환경은 우리 몸의 면역세포들 특히 암 세포를 죽이는 킬러세포가 힘을 쓰기 어려운 조건이 되어버린다. 그래서 고관절을 움직이는 운동이 중요한 것이다. 이런 이야기를 친절하게 또 귀에 쏙쏙 들어오게 설명해주던 트레이너가 참 고마웠다. 그렇게 운동을 이어온 지도 어느덧 3년. 운동에 대한 열심이 흐지부지될 무렵 나는 필라테스 강사 S를 만났다. 암 환자를 위한 나의 첫 책을 집필하던 중 스트레칭과 근력운동에 대한 감수를 부탁드리며 원고를 보여드렸고, 한 시간쯤 이야기를 나누었다. 그런데 그 대화 중 유독 선생님의 목소리가 커지고 굵어지던 순간이 있었다. 진심이 묻어나는 목소리였다.

선생님은 우리가 의자에 앉거나 일어설 때 가장 핵심이 되는 근육이 무엇인지 아느냐고 물으셨다. 다리 근육이라고 생각했지만 선생님은 고개를 저었다. 다리 근육으로 일어서는 것 같지만 사실 그건 고관절 근육이 하는 일이라고 했다. 고관절은 단순히 다리를 움직이는 관절이 아니다. 몸의 상체와 하체를 연결하는 중심축으로 우리가 걷고, 앉고, 방향을 전환하고, 두 발로 서서 균형을 유지하는 모든 동작의 시작점이라고 했다. 특히 고관절 주변의 큰 근육들인 엉덩이, 허벅지, 골반 근육은 우리 몸에서 가장 크고 강한 근육으로, 에너지를 만들어내고 체력을 유지하는 데 핵심적인 역할을 한다고 한다.

그러니, 고관절이 약해지면 어느 순간 엉덩이 근육이 일을 하지 못하게 되고 엉덩이 근육이 빠져나가버린다. 암 치료 과정에서 몸이 급격히 약해지는 이유 중 하나는 이처럼 큰 근육이 빠르게 소실되기 때문이다. 특히 항암치료나 방사선 치료, 수술 후의 회복기에는 활동량이 줄고 근육을 덜 사용하게 되면서 고관절 주변 근육이 눈에 띄게 약화되기 쉽다. 이렇게 되면 일상적인 동작조차 버거워지고, 일상에서 골절사고를 겪거나, 만성 통증으로 이어질 수 있다. 게다가 엉덩이가 받쳐주지 못하면 마치 도미노 하나가 쓰러지면 모든 것이 연쇄적으로 무너지듯이, 몸 전체의 밸런스와 코어가 무너지게 된다. 여기서 말하는 코어는 복대를 했을 때 닿는 부위, 즉 배와 엉덩이, 골반, 허리, 그리고 허리와 연결된 등까지의 근육을 뜻한다. 그리고 이 코어의 기반이 바로 고관절이다. 게다가 고관절은 림프절과도 인접해 있어, 이 부위의 근육을 단련하면 림프 순환에도 긍정적인 자극을 줄 수 있다.

고관절 운동은 단지 다리를 강화하는 운동이 아니라, 몸의 중심을 지키고 면역력을 회복시키며 에너지 순환을 도와주는 생존을 위한 근육자극인 셈이다. 수술 후 빠르게 회복하고, 이후의 삶에서 후유증을 겪지 않기 위해 지금 당장 고관절 운동을 시작해야 한다.

운동은 선택이 아니라 생존이다

암 진단을 받기 전에 알았더라면 얼마나 좋았을까. 암 예방에 도움이 되는 음식이나 운동에 대해 배울 때마다 나는 늘 그렇게 중얼거렸다. 만약 과거로 돌아가 지금과 전혀 다른 삶을 살 수 있다면 나는 당장 500g짜리 덤벨부터 샀을 것이다. 생수병처럼 가볍고 손에 쏙 들어오는 그 덤벨을 들고, 매일 같은 시간에 양손으로 팔을 서른 번씩 접었다 폈다 반복했을 것이다. 두 팔을 귀 옆에 두고, 천천히 위로 들어 올려 만세를 부르고, 다시 귀 옆으로 가져오는 동작도 하루도 빠짐없이 서른 번씩 반복했을 것이다.

만약 내 몸속에서 암이 자라고 있었다면 지금부터는 예전과 완전히 다르게 살아야 한다. 공원을 걷고 숲에 들어가 맑은 공기를 마시는 것만으로는 부족하다. 몰라서 하지 않았던 근력운동을 반드시 해야 한다. 유튜브에 올라온 근력운동 영상들 중에는 동작이 어렵지 않은 것들도 많아서 참고하기 좋다. 재활치료사가 곁들이는 설명, PT 전문가의 노하우, 의사들의 조언 등 다양한 설명을 들으면서 운동을 할 수 있으니 매일 보고 따라해보자.

그럼에도 내가 굳이 암 환자 전용 PT를 찾아다니고 집 앞 헬스장

트레이너에게도 암 환우임을 밝히며 도움이 되는 동작을 부탁한 데는 이유가 있었다. 수술을 받은 환자의 경우 회복 속도에 따라 피해야 할 동작들이 있고 특별히 신경 써야 할 움직임도 있기 때문이다. 예를 들어, 유방암 수술을 한 환자는 상처가 완전히 아물기 전까지 버티기 운동인 플랭크 동작을 해서는 안 된다. 체중을 지탱하는 다른 고강도 동작들도 마찬가지다.

암 수술 후 몇 년간 복용해야 하는 약이 있는 경우 부작용이 있더라도 암 재발을 막기 위한 더 큰 목적 아래 약을 계속 먹게 된다. 내가 복용 중인 타목시펜 역시 마찬가지다. 이 약은 뼈를 형성하는 결합체를 끊는 성분이 들어 있어 골다공증에 주의해야 하며 콜레스테롤을 비정상적으로 축적시키는 부작용도 있다. 하지만 곰곰이 생각해보면 이런 증상은 꼭 약을 먹지 않는 일반인들도 나이가 들어가면서 겪게 되는 보편적인 노화 증상 중에 하나다. 그렇다면 약의 부작용을 없애기 위해서 하는 이런 운동들은 사십부터 시작되는 노화의 과정에 있는 모두가 해야하는 운동이 된다. 그럼에도 운동을 하지 않는다면, 그들은 경구용 항암제처럼 부작용이 많은 약을 먹으면서도 운동과는 담쌓고 살아가는 암 환자와 같아서, 언젠가 비슷한 질병을 겪게 될지도 모른다.

나는 열심히 운동했지만 매일 복용하는 호르몬 조절제가 워낙 강한 탓인지 콜레스테롤 수치는 고공행진을 하며 멈출 줄 몰랐다. 그래서 암 환자 전문 PT를 끝낸 뒤 6개월을 쉬었다가 다시 집 앞 헬스장에서 근력운동을 위해 일반 PT 22회를 등록하고 1:1 운동 지도를 받았다. 일반인을 대상으로 한 PT 수업이었기에 나도 3개월쯤 후면 근육을 자랑하며 바디프로필을 찍을 수 있겠다는 기대를 품고 피트니스 센터를 찾았다. 하지만 현실은 달랐다. 3개월 내내 내가 한 운동은 스트레칭, 스쿼트, 고관절을 풀어주는 기본 중의 기본 동작들이 대부분이었다. 수술 이후 체력이 충분히 회복되지 않은 상태에서 아름다운 근육을 만들기 위해 고강도 트레이닝을 하는 것은 무리라는 것이 트레이너의 확고한 철학이었다.

그가 시킨 동작을 한번 따라해보니 그의 고집을 이해할 수 있었다. 개구리처럼 양다리를 옆으로 벌리고 바닥에 엎드린 자세에서 몸의 반동을 이용해 위아래로 개구리가 점프하듯 움직여보자. 이 동작에서 고관절이 찢어질 듯 아프다면, 그 부위에 아직 독소가 많이 쌓여 있다는 뜻이다. 우리의 목표는 남들처럼 폼나게 헬스 루틴을 따라 하는 것이 아니다. 트레이너의 말처럼 천천히 움직이더라도 몸 구석구석, 특히 고관절과 어깨를 풀어주며 등과 어깨의 근육량을 늘리는 것이 핵심이다. 하루아침에 멋진 몸을 만들겠다는 생각은 접고 방금 해본 스트레칭 동작부터 시작하자.

어떤 근력운동을 하든지 먼저 잔근육을 깨워 몸을 푸는 스트레칭부터 해야 한다. 혈액 순환이 이루어지고 몸이 부드러워진 다음에야 덤벨을 들어야 한다. 등과 어깨 근육을 키우기 위해 가벼운 아령으로 몇 가지 동작을 30회씩 반복하는 운동을 20분 하고 러닝머신에서 30분 빠르게 걷는 운동을 주 3회씩 실천했더니 팔을 돌릴 때마다 느껴지던 통증이 사라지고 목과 어깨를 풀 때도 느껴지던 뻣뻣함이 어느새 사라졌다. 이처럼 운동은 아주 작은 성의라도 보이면 반드시 나에게 보답을 해주는 것만 같다. 그래서 이제 내게 운동은 더 이상 취미가 아니라 치료다. 이는 곧, 나에게 운동을 선택할 권리가 없다는 뜻이다. 아픈 나를 치료하기 위해 반드시 해야만 하는 것이다.

만약 지금까지 덤벨을 들어본 적도 없고 운동 밴드로 팔과 어깨를 늘여본 적도 없다는 이유로 운동을 망설이고 있다면 지금은 몸을 사릴 때가 아니다. 무조건 가벼운 덤벨부터 사서 하루에 조금씩이라도 근육에 자극을 주어야 한다. 굳어 있기 쉬운 어깨 근육, 무심했던 등 근육을 지속적으로 풀고 단련해야 한다. 근력운동을 할 때는 내가 '나'라는 나무를 키운다고 생각하자. 나를 향한 애정과 관심으로 기분 좋게 운동을 시작하자. 몸이 좋아지는 걸 느끼며 "나는 더 나아지고 있어"라고 스스로 말해주자.

덤벨을 구입할 때는 사이즈별로 다 사지 말고 가벼운 것과 그보다 약간 무거운 것부터 시작해 익숙해지면 다음 무게로 넘어가자. 덤벨이 부담스럽다면 운동용 고무밴드를 활용해도 좋다. 기둥이나 실내 자전거처럼 단단한 곳에 밴드를 고정한 뒤 당기는 동작도 효과적이다. 밴드를 허리에 두르고 배꼽에서 교차되게 감아 양손으로 양옆으로 당기는 동작은 어깨 근육 강화에 좋다. 방법은 정말 다양하다. 솔직히, 지금까지 문장으로 나열한 운동법을 글로만 읽고 따라하기에는 무리가 있다는 것을 나는 잘 알고있다. 그래서 특히 이번 장은 『매일매일 암과 어지는 힐링푸드, 근력운동』 오유경, 두드림미디어, 2025 을 참고하시면 좋겠다. 밝은 표정으로 70여가지 동작을 찍었고 무엇보다 사진마다 자세하게 덧붙인 설명은 분명 도움이 될 것이다.

운동은 나를 향한 사랑의 실천이다. 그리고 무엇보다 중요한 건 지금 시작하는 것이다. 치료가 끝났다고 멈출 것도 아니고 통증이 없다고 손 놓을 것도 아니다. 지금부터라도 꾸준히 성실하게 내 몸을 돌보는 것. 그것이야말로 내가 나에게 줄 수 있는 가장 깊은 위로이고 가장 든든한 건강보험이다.

반려운동, 나를 지키는 또 하나의 삶

암 치료 이후 가장 간절한 바람은 단 하나다. 더 이상 병원 수술대에 오르지 않는 것. 그 바람은 단지 큰 병에 대한 공포 때문만은 아니다. 몸과 마음이 조금씩 회복되어가고 있을 때, 예상치 못한 작은 사고 하나가 그 회복의 흐름을 완전히 망가뜨릴 수도 있다는 걸 우리는 잘 알고 있기 때문이다. 한 지인은 식당에서 미끄러져 넘어졌고, 순간적으로 중심을 잡지 못해 다리에 철심을 박는 큰 수술을 받았다. 며칠 후 거실에서 슬리퍼를 신고 걷다 미끄러져 팔꿈치 뼈가 산산조각났다는 다른 지인의 소식을 들었다.

이런 사고들은 누구에게나 일어날 수 있지만, 암 환자에게는 특히 치명적이다. 작은 골절도 결국엔 수술로 이어지고, 전신마취는 물론 대량의 항생제 투여로 면역력은 급속도로 떨어진다. 암 세포를 억제하고 건강한 세포를 키워야 하는 시기에 이런 외부 요인으로 몸이 다시 흔들리는 건 꼭 막아야 한다. 그래서 내가 선택한 방법은 매일 꾸준히 할 수 있고, 내가 좋아할 만한 인생운동 하나를 찾는 것이었다. 나는 근력운동과 스트레칭을 겸할 수 있는 필라테스를 내 인생운동으로 정했다. 몸을 튼튼하게 유지하는 것, 특히 속근육을 강화하는 건 단순한 체력 단련이 아니라 일상 속 사고를 예방하는 하나

135

의 방패다. 예를 들어, 미끄러지는 순간에도 몸이 반사적으로 균형을 잡아줄 수 있다면 부상을 피하거나 최소화할 수 있다.

침대에서 일어나다가 중심을 잃고 넘어져 갈비뼈가 골절된 사례도 들은 적 있다. 속근육이 깨어 있고 몸의 균형감각이 살아 있다면 넘어지는 대신 몸을 지탱하고 회복할 수 있다. 꼭 필라테스같은 운동이 아니어도 좋다. 걷기든, 요가든, 스트레칭이든, 그 동작이 내 몸의 깊은 감각을 깨우고 균형을 조금씩 찾아가게 만들어준다면 그건 좋은 운동이다. 운동을 하며 내 몸 구석구석에 있는 작은 근육들이 깨어나는 느낌이 든다면 그건 몸이 진짜 반응하고 있다는 뜻이다.

근육이란 건 신기한 존재다. 보통 때는 자극을 주기 어려운 속근육도, 반복적인 자극을 통해 스크래치를 주면 그 회복 과정에서 새살처럼 근육이 다시 태어난다. 그렇게 차곡차곡 쌓인 근육이 내 몸을 부드럽게 지탱하고, 넘어지지 않게 해준다. 소근육을 잘 쓰면 대근육과 조화를 이루며 전체적인 몸의 밸런스도 좋아진다. 이때 중요한 건 '메타인지'다. 학생들 사이에서 유명한 메타인지 공부법은 내가 알고 있는 내용을 진짜 이해하고 있는지를 스스로 점검하며 공부하는 방법이다.

운동도 똑같다. 지금 어떤 부위에 힘이 들어가고 있는지, 내가 제대로 된 방향으로 움직이고 있는지, 이 운동을 하면 어디가 좋아지는지를 계속 생각하면서 운동하는 것을 말한다. 그렇게 몸의 감각을 의식하면서 운동을 하면 자연스럽게 운동에 초집중할 수 밖에 없다. '맞아! 이 동작을 하면 코어가 단단해지는 거지'하는 식으로 지금 하고 있는 운동의 이미지를 머리에 그리며, 운동 효과를 곱씹으며 운동을 해야한다. 단순히 팔을 돌리는 큰 동작은 무의식적으로 해도 근육이 반응하지만, 속근육은 내가 어디에 어떻게 힘을 줄지를 인식해야만 반응한다. 그렇게 계속 훈련하다 보면 언제부턴가 내가 원하는 부위에 정확히 힘을 줄 수 있는 감각을 익히게 된다.

근력운동을 할 때는 속도가 전부가 아니다. 오히려 '천천히'가 핵심이다. 처음 PT를 받을 때 트레이너가 알려준 헬스장 초보운동가 구별법이 있다. 바로, 초보자 일수록 열의가 넘쳐서 근력운동을 빠르게 한다는 것. 진정한 고수들은 천천히 근육을 하나하나 느끼며 운동을 하기 때문에 속도가 빠를 수가 없다고했다. 빠르게 움직이면 운동을 했다는 느낌은 들 수 있지만, 속근육은 전혀 자극되지 않는다. 정말 근육을 단단하게 만들고 싶다면, 천천히 근육에 집중해서 스스로의 몸을 들여다보며 운동해야 한다. 속근육과 몸의 균형감각 역시 하루아침에 쌓이는 것이 아닌만큼 꾸준하고 오랜 관리가 필요하다.

집에서 혼자 운동하기 어렵다면 센터를 이용해도 좋다. 필라테스

든 헬스든, 요즘은 1년 회원권을 3분의 1 가격으로 이용할 수 있는 곳도 많다. 다만, 1년을 채우기 전에 문을 닫는 곳도 있으니 본사 직영인지, 운영 상태는 어떤지 꼼꼼히 살펴본 뒤 등록하는 게 좋겠다. 우리는 지금 몸을 돌보는 일 외에 불필요한 스트레스를 받을 이유가 없다. 결국 중요한 건 내게 맞는 근력운동 하나쯤은 찾아내는 것이다. 그리고 그것을 마치 '반려동물'처럼 오래오래 곁에 두는 것이다. 나는 이 운동을 '반려운동'이라고 부른다.

몸은 시간이 지나며 굳고, 피는 느려지고, 염증은 어딘가에 쌓인다. 그렇게 나이 든 몸은 어느 순간, 병이라는 이름으로 내 삶을 흔들게 될 것이다. 하지만 그때까지 나는 사고 없이 다시는 암이라는 단어와 마주하지 않도록 지금 내가 할 수 있는 가장 확실한 선택을 하고 싶다. 근력운동은 내가 나를 지키는 일이다. 넘어지지 않게, 다치지 않게, 무너지지 않게. 그리고 무엇보다, 다시는 병원 수술대에 오르지 않기 위해서라도. 검은머리 파뿌리 될 때까지 내 반려운동과 함께 살아보려 한다.

Week 4

✿ 수술을 내 편으로 만들기

누구도 대신 살아줄 수 없다면 내가 나를 더 잘 돌보는 수밖에 없다.

수술을 앞두고 준비하는 시간도, 수술 후 달라지는 일상도 모두

새로운 나를 만드는 과정이다.

나는 지금 아주 구체적으로 내 삶을 다시 설계 중이다.

자신 있고 씩씩하게 앞으로 간다.

수술은 의사가 하지만 준비는 셀프

처음 블로그에 암에 관한 글을 쓰고 싶었던 이유는 단순했다. 암에 관한 정보를 찾아보면 정작 정말 궁금했던 수술 과정이 어떻게 진행되는지, 환자는 어떤 심리 상태를 겪는지, 몸은 얼마나 아픈지 같은 구체적인 정보를 자세히 알려주는 글은 거의 없다. 의사에게 암이라는 말을 들었을 때, "혹시 전신 마취하고 수술하나요?"라고 물을 정도로 의료 절차에 무지했다. 수술 날짜가 다가올수록 불안은 커졌고, 마치 안개 속에 홀로 있는 기분이었다.

별다른 설명을 듣지 못한 채로 수술 전날 오후에 입원 수속을 마쳤고, 병실에 들어가니 간호사가 서너 장 정도의 자료를 주었다. 자료 맨 윗줄에는 '수술 당일 가이드'라고 적혀있었다. 준비물, 수술 과정, 수술 시간, 회복하는 과정에 관한 짧은 내용이었지만 어떤 식으로 수술이 진행되는지 대략 알 수 있었고, 마음이 조금은 놓였다. 하지만 이런 자료는 수술 날짜가 정해지는 순간 바로 줬어야 했다. 그랬다면 환자들이 수술 절차를 미리 알고 마음의 준비도 할 수 있었을 텐데. 아쉬웠다. 그 마음이 자연스럽게 글쓰기로 이어졌다. 이 과정을 먼저 겪은 누군가의 기록을 통해 당신의 막연한 두려움이 조금이라도 줄어든다면, 그걸로 충분하다.

140

덧붙이자면, 이 글을 읽고도 여전히 궁금한 게 있다면 주변에 묻거나 검색하지 말고 반드시 해당 병원에 직접 물어야 한다. 병원마다 방식이 다를 수 있다. 수술 전 준비물, 수술 시간, 회복 과정, 퇴원 시기까지 꼭 그 병원에 확인해야 한다. 아무리 연락하기 싫은 곳이라도 제일 정확한 답은 거기에 있다.

나의 입원 준비물

기본 준비물	슬리퍼, 치약, 칫솔, 수건, 스킨로션 종류, 비타민, 속옷, 양말, 물컵
병원에서 알려주지 않았지만 챙겨간 것	색깔별 과일, 좋아하는 간식, 티백, 긴장 해소용 껌, 유산균, 견과류, 단백질 바, 텀블러, 스트로우 컵, 노트북, 이어폰, 책, 성경, 일기장, 작은 무드 등, 편안한 쿠션, 아로마 오일

수술 하루 전에 입원을 위해 병원에 왔다. 입원하자마자 환자복을 받긴 했지만 수술은 어차피 내일이라서 환자복으로 갈아입는 시간을 최대한 늦췄다. 환자복을 입으면 마음이 더 불안해질 것 같아서 입던 옷차림으로 맘 편히 있고 싶었다. 혈관에 바늘을 꽂기 전, 그나마 팔이 자유로울 때 병원 안에 있는 공원을 산책 삼아 걸어 다녔더니 마음이 한층 안정됐다. 읽고 싶었던 책도 읽고 수다도 떨면서 암 수술과는 상관 없는 사람인 것처럼 행동했다. 수술이 다음날 오후 3시라서 금식은 자정부터 시작됐다.

밤 10시가 되자 간호사가 수술 동의서에 사인을 받으로 들어왔다. 환자복으로 갈아입으니 애써 외면하고 싶던 수술이 내일로 다가온 현실이 피부로 느껴졌다. 간호사가 와서 혈관주사로 수액을 연결했다. 포도당 전해질을 넣거나 진통제, 가래를 제거하는 약이 들어갈 수 있다는 설명까지는 총총한 정신으로 집중하며 들었는데, 혈관주사 바늘이 팔를 찌르는 순간부터 머리에 어떤 생각도 떠오르지 않고 마음도 진정되지 않았다.

수술 당일

아침 10시가 되자 2인실에 함께 있던 옆 침대의 환자가 수술실로 들어갔고 기분이 착잡해졌다. 병원에서 준 책자 안에 있는 큐알코드를 찍었더니 10분 정도의 짧은 영상들이 나왔다. 암 환자 식사 가이드, 운동 가이드 등 대략적인 이야기들이었지만 내 눈에는 '너, 이제, 지금까지와는 확실히 다르게 살아야한다'라고 무섭게 말하는 것 같았다. 오후 3시가 되어서야 수술을 마친 옆 침대 환자분이 병실로 돌아왔는데 수술 직후이고 나보다 나이가 많았던 환자가 스스로 일어나서 병실 침대로 옮겨 눕는 것이 대단해보였다. 5시간으로 예정되어 있던 나의 수술도 조금은 덜 무서워졌다.

오후 3시. 내 차례가 되어 휠체어를 가지고 들어온 간호사가 수술실까지 안내하겠다고 했다. 걸어가지 않고 수술실 앞까지 휠체어를 타고 가서 대기실에 내렸다. 남편이 수술 동의서를 쓰고 나간 뒤부터는 혼자 남아 계속해서 기도 하는 것 밖에는 내가 할 수 있는 일이 없었다. '수술은 분명히 잘 될 거야. 앞으로 건강해질 일만 남았어. 건강한 세상으로 들어가기 위한 그 문고리를 잡은 거야. 그러니 두려워 말고 그 문을 열자.' 차분한 클래식 음악과 기도의 힘으로 진정이 되자 정신이 맑아지면서 이 세상에 내가 헤쳐 나가지 못할 어려움은 없다는 흔들림 없는 믿음이 생겼다.

수술 과정

넓은 수술실로 걸어들어갔더니 가운을 입은 의료진 10명 정도가 바쁘게 움직이고 있어서 깜짝 놀랐다. 서너명 정도 예상했는데 10명이라니. 이렇게 많은 의료진이 나를 수술하기 위해 밤 8시까지 5시간을 고생하다니. 가슴이 뭉클해지면서 마음속으로 용기를 내고 있는데 웃는 얼굴로 교수님이 수술대로 오셨다. 마취 전에 나를 안심시켜 주시기 위해 눈인사를 하시며 "한숨 자고 일어나면 금방 끝나 있을거예요."라며 연신 미소를 지으셨다. 나는 그때의 교수님 얼굴이 지금도 잊혀지지 않는다. 벼랑 끝에 선 암 환자의 마음을 알고 불안한 마음을 진정시켜주기 위해 마취전에 와서 눈을 바라봐주는 의사. 우리 교수님이 나에게는 가장 훌륭한 명의다. 교수님의 미소 한 방에 긴장됐던 마음이 스르르 녹으면서 참았던 눈물이 왈칵 쏟아질 뻔 했지만 겨우 참았다.

"교수님, 오늘 외래진료도 있어서 환자들 많이 보셨을텐데 늦은 시간에 제 수술까지 하게 되셔서 많이 피곤 하시겠어요. 정말 감사드립니다." 수술대에 누워서 진심이 담긴 감사를 전할 수 있어서 다행이라 생각하고 있었는데 옆에 있던 의료진이 웃으면서 말했다. "교수님! 환자분이 교수님 걱정하시네요. 환자분! 교수님 체력 정말 좋으세요. 체력도 실력만큼 최고시니까 걱정 안하셔도 돼요." 100평 짜리 냉장고에 들어온 것 같았던 수술실이 따뜻하게 느껴졌다. 마취과 의사가 들어와서 자연스럽게 숨 쉬고 있으면 편안하게 잠들게 될 거라는 말에 숨을 들이쉬자 아주 천천히 조금씩 조금씩 잠 속으로 빠져들었다. 집에 있는 내 침대에서 잠드는 것처럼 편하고 기분 좋았다. 예전에 위 내시경을 할 때는 프로포폴이 혈관을 타고 들어오는 순간, 머리가 갑자기 띵하고 정신이 훅 날아가 버리는 느낌이 들어서 싫었는데, 이번엔 그런 느낌이 없어 더 좋았다.

수술은 대부분 3시간 정도 걸리지만 내 경우는 5시간이 걸렸다. 수술한 교수님은 MRI로 봤을 때는 물론 조직검사를 했을 때도 암으로 확인되지 않았던 나머지 한쪽 가슴이 "왠지 찝찝하다"고 하셨다. 기왕 마취를 했으니 찝찝한 부위를 조금 떼어내어 조직검사실로 보냈고 그 부위는 '암'이라는 꼬리표를 달고 다시 돌아왔다. 결국 그 주변을 크게 덜어내는 수술이 즉시 진행되어 총 5시간이 걸렸다. 수술실에서도 이런 변수가 생길 수 있다는 것을 미리 알고 있으면 좋겠다. 준비되지 않은 상황이 덜 당황스럽게 느껴질 수 있으니까.

수술 직후

수술이 끝나고 회복실에서 깨어날 때도 예전과는 달랐다. 옛날에는 정신 차리라고 뺨이라도 칠 듯한 기세로 "눈뜨세요! 정신 차리세요!"라고 소리치곤 했는데, 이제는 자연스럽게 잠에서 깰 때까지 조용히 기다려주었다. 마치 아침에 내 침대에서 눈을 뜨는 것처럼 편하게 깨어났다. 인간으로서의 존엄을 지켜주는 회복실 시스템에 고마운 마음이 들었다. 요양병원에서 만났던 환우들과 마취와 회복실 이야기를 나누었는데 다들 입을 모아 수술 후 존중받는 느낌을 받았다는 이야기를 하며 눈부시게 발전한 마취기술을 칭송했다. 암 환자가 되면 타인이 나를 대하는 태도에 둔감해지려고 노력하지만 사실은 사소한 부분에 더 민감해진다. 환자인 나를 어떻게 대하는지 더 깊이 느끼게 된다. 나의 감정에 민감하게 반응해주는 고마운 상황들을 만나면서 나 역시 다른 사람들에게 따뜻하게 반응하는지 내가 누군가에게 불편을 주고 있지는 않은지 돌아보게 된다.

수술실 침대가 그대로 병실로 옮겨졌다. 옆 침대로 몸을 옮기라는 말에 벌떡 일어나 병실 침대로 옮겨 누웠다. 이상하게도 움직일 때는 별다른 통증이 느껴지지 않았다. 하지만 몇 분쯤 지났을까. 마취가 풀리면서 서서히 통증이 올라왔다. 간호사가 통증 정도를 1부터

10까지 숫자로 표현해보라고 했고, 망설임 없이 10이라고 외쳤다. 곧바로 진통제가 투여되었다. 그럼에도 통증은 여전히 강했다. 한 8 정도는 되는 느낌이었다. 참을 수 없어 좀 더 센 약으로 바꿔달라고 간절하고 애절하게 부탁했다. 하지만 세 번째 요청쯤엔 간호사도 더 는 진통제를 놔줄 수 없다며 단호하게 말했다. 대신 얼음 팩을 들고 와 수술 부위에 고정시켰다. 수술 부위는 찌릿했고 얼음을 댄 가슴 은 얼얼했다. 그렇게 수술 첫날밤이 지나갔다.

수술 후 첫날

수술 다음 날 아침, 뭔가 큰 산을 하나 넘은 것 같아 다행스러운 마 음이 들었다. 11층 병실에서 내다본 창밖. 그제서야 빨갛고 노란 단 풍이 삭막한 병원 사이사이에 생기를 불어넣고 있는 것이 눈에 들어 왔다. 그해 단풍은 유난히 붉고 더 아름다운 것 같았다. 비록 가슴은 붕대로 칭칭 감겨있고 쪼그라든 허파를 늘리느라 흰색 공이 든 호루 라기를 쉴 새 없이 불어대야 했지만 수술을 마치고 눈을 떴다는 사 실이 정말 다행스러운 아침이었다.

아침으로 나온 묽은 흰 죽 한 그릇이 반가워 수저로 떠먹지 않고 두 손으로 붙잡아들고 후루룩 마셨다. 많이 걸어야 회복이 빨리 된 다는 말에 링거를 밀면서 병실 복도를 걸으려했지만 죽 한 그릇에는 그럴 힘이 나지 않았다. 굶은 지 이틀 만에 드디어 점심으로 밥이 나왔다. 흰 쌀 밥 한 그릇. 고맙고 감동적이기까지 했다. 무사히 수술을 마친 뒤 정상적인 삶에 다시 편입됐다는 시작은 '밥을 먹을 수 있는 것'이었다. 아무 일 없이 밥 한 끼를 먹을 수 있었던 일상이 얼마나 소중한 것이었는지 새삼 가슴이 뭉클했다.

책도 읽을 수 있을까 싶어 아무 생각 없이 책 한 권을 들어 올렸다가 가슴에 전기가 찌릿 오르는 바람에 1초 만에 바로 내려놓았다. 식사를 할 수 있으니 링거도 빼야 한다며 간호사가 팔에서 바늘을 제거하자 겉으로 봐서는 어제 수술한 사람인지도 모를 만큼 멀쩡한 모습의 내가 거울 앞에 서 있었다. 어제보다 아프지 않아서 진통제도 맞지 않았다. 하얗고 작은 스티로폼 공이 들어 있는 호루라기는 아무리 불어도 쉽게 움직이지 않았다. 열심히 심호흡해서 불어보려고 하니 또다시 밴드로 묶어놓은 가슴에서 찌릿한 통증이 느껴졌다. 간호사들은 수술 부위에 출혈이 있는지 몸이 붓는 부종이 생겼는지 수시로 와서 꼼꼼하게 챙겨주었다. 그동안 아이들에게 베풀기만 했던 내가 누군가에게 돌봄 받고 있다는 생각에 병원이 집처럼 편하게 느껴졌다.

수술 후 둘째 날
계속 걸어야 회복도 빠르다길래 바깥으로 나가 사람들 틈에서 1시간을 걸었다. 사람들 속에서 걸어다니니 그들과 별 차이가 없어보였다. 어제 수술 받았다는 사실이 그새 잊혀지는 것 같아서 사람의 얄팍한 기억이 무섭기까지 했다. 이렇게 빨리 잊으면 안된다. 평생 가슴에 안고 살면서 조심해야 한다. 경각심을 잃지 말자고 다짐했다. 시간이 지날수록 진통제 없이도 견딜만했다.

회진을 온 의사는 '수술은 끝이 아니라 시작'이라는 말로 운을 뗐다. 수술 후 드디어 암에서 해방된 줄 알고 기뻐했는데 끝이 아니라 시작이라니. 한숨 짓는 내 표정을 읽었는지 의사는 설명을 덧붙였다. 재발의 위험이 높은 3년 동안은 특히 더 신경써야 하고 지나치게 걱정하는 건 건강에 도움이 되지 않으니 항상 긍정적인 마음으로 살라는 조언을 해주었다. 내일 퇴원해도 좋다는 말에 어리둥절했지만 가슴 통증도 많이 줄어든 상황이라 빨리 집에 가서 쉬고싶다는 생각이 들었다.

퇴원하던 날

"환자분은 유방암 중에서 호르몬에 반응하는 타입이에요. 완치를 생각하기 보다는, 평생 암을 관리해야 하는 새로운 인생의 출발선에 서게 된 걸로 생각하세요. 식이요법을 하고 운동도 열심히 하셔야 해요." 잊을 수 없는 주치의 선생님의 퇴원 조언이다. 지금부터 평생, 이전과는 다른 모습으로 살아야한다고 누차 강조하는 것 같았다. 그러다 뜻밖의 단어 방사선 치료에 움찔했다. 방사선과에 갔더니 앞으로 6주간 총 32회에 걸친 방사선 치료를 위해 주중 5일은 하루도 빠짐없이 병원에 와야 한다고 말한다. 매일 병원에 오라고? 생각만해도 머리가 지끈거렸다.

퇴원 후

두 손으로 접시 하나를 잡았지만 팔에 힘이 들어가지 않았다. 접시를 들어 올릴 수가 없었다. '계속 이러면 어떡하지'하는 불안한 마음이 들었다. 그러나 퇴원 후 일주일이 채 되지 않았을 때 접시 정도는 들어 올릴 수 있을 만큼 회복 되었다. 1주일 뒤에는 냄비를 들어 올릴 수 있었고 2주가 지나자 양 손으로 내 등을 긁을 수 있었다. 움직일 수 있는 범위가 조금씩 늘어나면서 몸이 회복되어 가는 과정을 느낄 때마다 내가 처음에 너무 조급하게 생각했구나 하는 생각이 들었다.

가슴의 절개 부위는 꽤 오랫동안 욱신거리고 따끔거렸다. 수술로 끊어 놓은 신경 줄기들을 회복시키느라 엄청난 에너지를 쓰고 있어서 그런지 아무것도 안 하고 가만히 누워 있는 데도 몸과 마음이 지쳤다. 몸이 아프니 정신도 마비되는 것 같았다. 사람이 가진 욕구라는 것이 이렇게 완전히 바닥으로 꺼져버릴 수 있는지. 20대의 어느 날 느꼈던 그런 무기력함과 절망을 20여년 만에 다시 느꼈다. 좋아하던 산책, 책읽기, 요리 같은 것들도 귀찮아졌다. 온몸이 처지고 나답지않게 아무런 의욕이 생기지 않아 종일 무기력하게 있었다.

그렇게 한 달이 지난 뒤, 몸 전체에 이전과 비슷한 에너지가 도는 것이 느껴지면서 정신도 선명하게 깨어났다. 뭔가를 하고 싶다는 생각이 다시 들기 시작한 것이다. 그러던 어느날, 아이가 "엄마 떡국 먹고 싶어" 내뱉은 한마디에, 한 달 만에 처음으로 내손으로 음식을 만들고 싶다는 생각이 들었다. 아이가 먹고 싶다던 떡국을 끓여서 면기에 옮겨 뜨는데 눈물이 흘렀다. 약간의 의욕이 나에게 다시 솟았다는 것, 그 자체가 커다란 축복처럼 고마웠다.

끝이 아니라 다시 시작하는 날

수술이 끝난 뒤 변하고 싶었다. 더이상은 그저 흘러가는 대로 살고 싶지 않았다. 어제와 같은 오늘은 평화로워 보일 수 있지만 이제는 그저 평화롭기만을 바라는 삶은 살지 않겠다고 다짐했다. 암의 공격으로 몸이 아프고 그로 인해 마음까지 불행해진다면 나는 변화의 바람을 일으켜서라도 몸을 다시 건강하게 만들고 마음을 행복하게 가꾸기 위해 기꺼이 평화를 깨기로 했다. 더 늦기 전에 내 안에서 삶의 방향을 바꿀 수 있는 새로운 바람이 불어온 것에 감사했다. 암에 걸리기 전에 이런 다짐을 했더라면 좋았을 것이다. 건강을 잃어가며 힘겹게 얻은 깨달음이라는 사실에 마음 한켠이 무거웠지만 오히려 지금은 그 어느 때보다 강렬하게 건강한 삶에 대한 의지를 불태우고 있으니 이것도 나쁘지 않다고 생각한다. 진단을 받았을 때는 마음이 바닥으로 꺼지는 듯했다. 하지만 수술이 끝난 지금은 더 이상 그 바닥이 두렵지 않다.

수술 이후 내가 알게 된 삶의 이치와 새롭게 접한 정보들은 비록 작더라도 모두 내게 크게 남았다. 이제는 공허하게 다짐만 하고 마는 것이 아니라 진심을 다해 행동으로 옮기며 살겠다고 매일 다짐했다. 그런 마음가짐으로 치료에 임하니, 의사, 물리치료사, 트레이너의 말 한마디 한마디가 허투루 들리지 않았다. 평화를 깨고 나를 고치는 일에 분주해졌다. 내 몸, 내 마음을 회복시키는 것 외의 다른 모든 것들은 내려놓았다. 어차피 휴직까지 하게 된 마당에 제대로 바닥을 박차고 튀어 올라보자고 생각했다. 남들 따라 전력질주하듯 쫓아왔던 가치들이 암 수술과 죽음 앞에서는 얼마나 무가치한 것이었는지를 깨달았다. 결국 암이라는 두려움에서 진정으로 벗어나게 해줄 수 있는 것은 나만의 무언가를 찾는 것이라는 사실을 알게 됐다. 그것이야말로 수술 이후의 진짜 치료였다.

나는 숨 쉬는 것부터 다시 배웠다. 호흡법을 알려준 도수치료사는 태릉 선수촌 물리치료팀의 팀장이었다. 연습이나 경기 도중 부상을 입은 국가대표 선수들을 돌보던 전문가였다. 수술 직후 그녀는 내게 "숨쉬기부터 다시 배워야 한다"고 말했다. 처음엔 좀 당황스러웠지만 이후 소람한방병원의 운동치료사가 "호흡만 잘해도 암에 걸리지 않는다고 저는 확신해요"라고 단호하게 말하는 것을 듣고는 그녀의 말을 더욱 신뢰하게 되었다.

도수치료사는 내게 가슴을 열고 숨을 들이쉬라고 했다. 나는 평소에 코로 숨을 살짝 들이마시고 내쉬고 있었는데 그녀는 "공기가 가슴까지 들어오지 않고 있다"는 중요한 지적을 해주었다. "도대체 어떻게 해야 가슴에 공기를 넣는 거냐"고 묻자 그녀는 연두색 고무밴드를 꺼내 내 가슴에 두르고 말했다. "이 밴드가 쭉 늘어나는 느낌이 들 정도로 숨을 들이쉬어 보세요." 밴드를 늘여야겠다는 생각으로 숨을 깊게 들이마시자 그제야 바깥 공기가 가슴 안으로 가득 들어오고 밴드가 빵빵하게 늘어나는 것이 느껴졌다. 호흡법에 따라 공기가 몸에 더 많이 들어올 수도 있고, 얕은 호흡만을 반복하면 산소가 겨우 조금씩만 들어온다는 것을 깨달았다.

"앞으로 숨을 쉴 때는 최대한 끌어모아 깊게 들이마셔야 해요. 항상 의식적으로 가슴을 넓히세요. 내쉴 때는 배 깊숙한 곳, 저 아래에 있는 공기까지 모두 뱉는다는 생각으로 길고 깊게 내쉬세요." 그녀는 이렇게 천천히 들이마시고 천천히 내뱉는 호흡만으로도 몸에 산소를 충분히 공급할 수 있다며, 자신이 하는 말을 믿고 호흡법부터 고치라고 했다. 신선한 공기를 몸에 가득 넣어주며 암을 다독이듯 달래야겠다는 생각이 들었다. 단번에 몸을 바꿀 수는 없겠지만 1년, 2년 꾸준히 더 깊이 숨을 들이마시다 보면 어느새 몸이 조금씩 회복 곡선을 그리게 되지 않을까.

다음은 '똑바로 서기'를 배웠다. 도수치료사는 나에게 엎드리라고 한 뒤 몇 가지 동작을 시킨 다음 일어나서 벽에 등을 대고 가만히 서보라고 했다. 그리고는 "코어가 완전히 무너져 있어요"라는 충격적인 말을 했다. 코어가 무너지면 걸을 때도 몸은 앞으로 나아가지만, 다리는 뒤 따라오지 못해 마치 다리를 질질 끄는 듯한 모습이 된다고 했다. "혹시 남들보다 조금만 걸어도 다리가 아프지 않냐"고 묻는 말에 왜 이렇게 조금만 걸어도 늘 다리가 아프다고 하냐던 남편의 말이 떠올랐다. 얼굴이 화끈거렸다. 그러거나 말거나 도수치료사는 또 물었다. "하루 중 대부분의 시간을 다리를 꼬고 앉아 있지 않느냐"고. 내 왼쪽 다리가 약간 짧은 것은 골반이 틀어졌기 때문이고 이는 다리를 한쪽 방향으로만 꼬아 앉는 습관 때문이라는 설명이 이어졌다.

수술 후, 가슴을 절개한 통증이 채 가시기도 전에 회진을 돌던 처음 보는 의사는 "수술은 끝이 아니라 시작"이라고만 말하고는 정작 어떻게 시작해야 하는지에 대해서는 아무 말도 해주지 않았다. 그리고 몇 주 뒤, 처음 만난 도수치료사는 나를 갓 태어난 아기처럼 대하며 숨쉬기부터 올바른 걷기와 달리기까지 하나하나 가르쳐주었다. 나는 드디어 제대로 숨쉬기 시작했고 제대로 걸을 수 있게 되었다. 이렇게 수술 이후 거듭나기 위해서는 무엇이든 알아야 했다. 암이라는 막막함 속에서 무언가를 알고자 하는 당신의 마음이 이 책을 붙들게 했듯이 앞으로도 무엇이든 궁금한 것이 생긴다면 그냥 멈춰 서 있지 않았으면 좋겠다. 이곳저곳으로 뭔가를 배우러 다니고, 파헤치고, 알아가면서 이전과는 좀 다르게 살아보려는 노력을 계속해나가자. 그 변화는 느리지만 결과는 선명하게 보게 될 것이다. 새롭게 펼쳐질 당신의 시간을 나는 진심으로 응원한다.

154

그 많던 집안일은 누구의 것이었나

아이들이 두 살, 다섯 살이던 어느 날이었다. 저녁 반찬으로 꼬막을 먹다가 입안에서 짜그락 하고 갯벌의 모래가 씹혔다. 그 순간 이상한 생각이 들었다. '휴, 내가 먹어서 다행이다. 애들이나 남편이 먹었으면 어쩔 뻔했어. 내가 좀 기분 나쁜 건 괜찮아.' 지금 생각하면 정상이 아니었다. 하지만 그땐 몰랐다. 나는 이미 사라지고 없었다. 남편이 찡그릴까 봐, 아이 목구멍으로 진흙이 넘어갈까 봐 걱정하는 것은 당연하다고 여겼다.

며칠 뒤 설거지를 하다가 문득 깨달았다. 아, 어제 내 생일이었네. 9월 11일. 아무도 기억하지 않았다. 남편에게 말했더니, 그는 웃으며 "너도 네 생일 몰랐잖아"라고 했다. 순간 욱했지만 속으로 '작년보단 낫네. 작년엔 이틀 지나서 알았는데 올해는 하루 만에 알았네' 하고 넘겼다. 설거지를 하며 혼잣말을 했고 그 모습이 나조차 바보같아 보였다. 두 해 연속 생일을 지난 줄도 모르고 살았다. 전 세계가 기억하는 9월 11일인데. 긴급번호 119를 거꾸로 한 숫자인데도 몰랐다. 더 큰 문제는 서운하다는 감정조차 말하지 못했다는 점이다. 나는 점점 희미해졌고 그걸 아무렇지 않게 여겼다. 나는 도대체 나를 어떻게 여기며 살아온 걸까.

육아휴직을 하고 갓난아이와 4살짜리 아이를 키우는 1년의 시간이
지나며 나는 이 집의 가족이 아닌 가사도우미 같았다. 갯벌의 모래
를 내가 먹어서 다행이고, 2년 연속 생일 축하 한 번 받아보지 못하
고 지나가는 인생. 어쩌면 가족 안에서 가사도우미보다도 희미한 존
재일 수도 있던 나는 입을 꾹 다물고 설거지를 마쳤다. 고무장갑을
벗는 순간 마음 한편의 불씨 하나가 훅 꺼져버리는 느낌이 들었다.
그때까지 나는 힘든 감정을 가족에게 드러내선 안 된다고 믿었다.
특히 부모는 아이 앞에서 더 조심해야 한다고 여겼다. 하지만 지금
돌아보면 그것은 '가면 쓴 우울'이었다.

나는 그저 기계적으로 움직이며 내 자신을 포기하고 사는 사람이
었다. 내가 집에서 가장 사랑했던 공간은 화장실이었다. 두 평 남짓
한 그곳에서 혼자 앉아 긴 숨을 쉬었다. 문을 열고 나가고 싶지 않을
때가 많았다. 거실은 늘 엉망이었다. 아이들이 논 흔적이 사방에 널
려 있었고, 하루에도 몇 번씩 정리하다 보면 체력은 바닥났다. 어린
아이 둘을 데리고 외식을 할 수도 없으니 세 끼 모두 집밥을 차렸고,
둘째의 이유식과 첫째를 위한 아이용 반찬을 모두 따로 만들어야 해
서 늘 3가지 종류의 음식을 만들었다. 눈에 넣어도 아프지 않다는 말
의 의미를 알게 해준 아이들을 볼 때는 사랑과 행복이 넘쳤다. 작은
티끌 하나만 들어가도 불편한 눈에 저 큰 아이를 넣어도 아프지 않
다니. 그만큼 가슴이 넓어져있었다. 그래서 집안일과 내가 챙겨야하

는 모든 것들, 아이들을 위해 해야하는 많은 것들에 몸을 바쳐 헌신하는 일들이 많아졌다. 그걸 감당하기 힘들어한다는 것을 눈치챈 나의 뇌는 자꾸 화장실에라도 숨으라고 속삭였다.

한 아이를 임신 40주에 하늘나라로 보낸 뒤 두 아이의 엄마가 된 나에게는 두 아이와 건강하고 행복하게 사는 것이 인생 최대의 목표였다. 최고의 엄마가 되고 싶어서 혼자 깨어 부모 교육 동영상 수업을 들으며 노트에 불이 나도록 필기를 하던 새벽을 잊을 수 없다. '나는 휴직을 했고 남편은 돈을 벌고 있으니 남편을 힘들게 해서는 안된다'는 이상한 논리, 복직하면 어림없을 평일 낮의 체험들을 아이들과 함께 하고 싶은 마음, 환갑을 맞으신 엄마를 위해 해외여행을 준비해야하고 가족들이 나에게 요구하는 것들은 다 챙겨줘야 한다는 장녀 컴플렉스. 이 모든 것을 다 합친 것 보다도 힘들었던 끊임없는 집안일. 이런 것들에 내 자신은 짓눌리고 밟혀서 서서히 사라지고 있었다.

그러던 중 뉴스에서 유명 배우의 자살 소식을 들었다. 내가 가장 좋아했던 가수도 세상을 떠났다. 어느 날, 나는 베란다에 서서 5층 아래를 내려다보며 잠깐 생각했다. '여기서 떨어지면 죽을 수 있을까?' 곧바로 정신이 번쩍 들었다. '아이가 둘이나 있는 내가 무슨 생각을...' 하지만 그 짧은 순간 마음 한편에서 진심이 느껴졌다. 그 배우는 얼마나 힘들었을까. 그의 마음이 진심으로 이해됐다. 이후 우울증 관련 기사들을 찾아보며 나는 내 상태를 돌아봤다. 더는 안 되겠다고 느꼈다.

욕실을 깨끗이 청소하고 물기 한 방울 없이 보송보송하게 관리하기만 했지 정작 그 깨끗한 욕조에 나를 위한 뜨거운 물을 받을 생각을 못했다. 난 왜 반짝이는 욕조에 만족하기만 할 뿐 내가 들어가서 뜨끈한 물에 잠겨 피로를 풀 생각은 못 했던 걸까. 그 생각이 든 순간 나를 위한 시간을 찾아야겠다고 결심했다. 우선 혼자서 감당하던 집안일, 요리, 육아에서 조금 벗어나 손목질환을 치료하러 정형외과를 가기로 했다. 가사도우미를 구해서 주 2회 하루 4시간 아팠던 손목을 치료하러 병원에 가고 평소 좋아했던 서점에 들러 몇 시간씩 책을 읽다 집에 돌아왔다. 집안일에서 벗어나 혼자 따뜻한 햇살을 즐기며 걷고 있다는 사실 자체가 나에겐 치유였다. 처음으로 엄마가 없는 4시간을 보낸 아이들은 전속력으로 달려와 나에게 안겼고 남북의 이산가족이 만나기라도 한 것처럼 내 눈에서는 눈물이 났다. 아이들에게는 미안하면서도 고마운 마음이었다. 또 이런 짧은 시간조차 나에게 선물하지 않았던 지난 시간이 슬프면서도 지금이라도 알게 되어 다행이라는 생각에 감정이 복잡하고 미묘해졌다.

'지금까지 내가 해왔던 일이니까, 웬만하면 참고 해야지' 하는 생각으로 자신을 돌보지 않는다면 지친 당신의 몸과 마음은 느닷없이 어느날 당신을 베란다 앞에 세울지도 모른다. 당신도 '나는 괜찮다는 가면'을 벗길 바란다. 괜찮지 않다. 집안일은 정해진 범위가 없고 끝이 나는 것도 아니다. 당신이 힘들다고 말하지 않으면 가족들 또한 집안일이란 원래 당신의 어깨에 당연히 올려지는 짐이라는 생각에 변화가 없을 것이다. 가족들이 서로 돕는 것이 집안일이라는 인식을 심어주어야 암 환자의 심적 부담이 덜어진다.

우리는 지금 암 진단을 받았다. 당신이 30일 뒤로 수술을 앞두고 있는 상황이건, 수술이 다 끝난 이후건 나의 몸과 마음이 이 상황을 견뎌낼 수 있는지, 내가 체력적으로 버틸 수 있는 것인지 늘 점검해야 한다. 이것이 나에 대한 배려다. 암 환자에게 참고 사는 것은 미덕이 아니다. 도움 요청하기만이 살길이다. "여기까지가 나의 한계고 지금까지 버텨온 것만해도 나는 모든 에너지를 다 썼다."라고 생각하고 가족과 나를 도와줄 사람에게 말해야 한다. 내가 아니면 안 되는 것은 세상에 존재하지 않는다. 그래서 나는 환자의 가족들에게 부탁하고 싶다. 앞으로 환자가 집안일에서 분리되어 최대한 치료에 집중할 수 있도록 도와주고, 만약 환자가 요양병원에 가고싶다고 한다면 그 쉬고 싶은 마음과 환자의 생각을 적극적으로 지지해 주었으면 좋겠다. 이거저거 다 해놓고, 그 다음으로 치료를 생각하라는 말은 환자에게 절대 하지 말아달라. 어쩌면 그렇게 살다가 환자가 된 것인지도 모르니 말이다.

내 몸에 닿는 모든 것에 신중해졌다

하루 네 번 쓰는 치약과 일주일에 서너 번 쓰는 샴푸는 소소한 것처럼 보이지만 평생을 나와 함께할 생필품이기에 그 선택에는 신중함이 필요하다는 사실을 뒤늦게 깨달았다. 암에 걸리기 전에는 치약이나 샴푸의 성분이 입안 점막과 두피를 통해 몸속으로 흡수된다는 사실을 전혀 몰랐다. 항암 중인 환우들은 면역력이 급격히 떨어지기 때문에 해독 기능이 저하되고 피부도 민감해진다. 요양병원에서 함께 지낸 환우들 대부분이 평소엔 아무렇지 않게 써왔던 마트 샴푸가 이제는 따가워서 더는 쓸 수 없다며 천연 제품을 찾아 주문하는 모습을 보고서야 샴푸에 독성이 있을 수 있다는 사실을 실감하게 되었다.

몸이 비교적 건강할 때는 몰랐지만 항암 중엔 어떤 샴푸를 쓰느냐에 따라 두피가 바늘로 찌르는 듯이 따갑기도 하고 반대로 전혀 자극을 느끼지 못하기도 하니 샴푸를 고를 때도 성분을 꼼꼼히 살펴봐야겠다는 생각이 들었다. 환우들 사이에서 어느 매장에서 파는 샴푸와 두피 진정 스프레이가 자극이 없고 항암 부작용도 덜하다는 이야기가 돌면 우리는 함께 매장을 검색해 찾아가곤 했다. 천연 제품이 어떻게 만들어지는지 어떤 효과가 있는지 몇 가지 설명을 듣고 나니 그때부터 몸에 직접 닿는 세정 제품의 성분과 독성에 더 관심이 갔다.

    예전에는 공장에서 색소와 방부제를 넣어 유통시키는 음식만 조심하면 되는 줄 알았는데 입이 아닌 피부를 통해서도 화학 약품이 흡수될 수 있다는 사실은 내게 신선한 충격이었다. 치약 또한 위험물질이 될 수 있다는 사실을 알고 나서 놀랐고 이후 염색 샴푸에 발암물질이 검출된 사건을 보며 분노하지 않을 수 없었다. 이 사건은 2021년, 유방암 수술 후 방사선 치료를 받으며 요양병원에 머물던 당시 연일 뉴스에 등장하던 사건이었다.

    염색 샴푸는 정말 획기적인 제품이었다. 40대부터 흰머리가 나기 시작하면서 염색을 직접 하는 것도 번거롭고 한 번에 7만 원 가까이 드는 미용실 비용이 아깝게 느껴지던 내게 머리를 감기만 해도 염색이 된다는 샴푸는 혁신이자 희망처럼 다가왔다. 사람들은 앞다투어 샴푸를 샀고 특허를 받은 이후에는 날개 돋친 듯 팔렸다. 나 역시 병원에 입원해 있을 때 이 제품을 알게 되었고 곧바로 주문했다. 그런데 배송을 기다리던 중 그 샴푸의 특정 성분이 강력한 발암물질이라는 사실이 밝혀졌고 결국 식약처에서 판매를 전면 중단했다. 어제까지만 해도 없어서 못 팔던 품절 대란의 인기 제품이 하루아침에 전량 폐기되다니 어안이 벙벙했다.

    항암 치료를 두세 차례 반복하면 누구나 피할 수 없는 탈모를 겪는다. 하지만 치료가 끝나면 새로운 머리카락이 다시 자라나기 시작한다. 물론 흰머리가 먼저 올라오는 게 속상하긴 하지만, 1센티미터도 안 되는 머리를 염색할 수는 없기에 어느 정도 자랄 때까지는 늘 모자를 쓰고 다녔다. 이런 상황에서 감기만 해도 염색이 되는 샴푸는 더는 모자를 쓰지 않아도 될 또 다른 희망처럼 느껴졌다. 그런데 그런 제품이 다름 아닌 발암물질을 포함하고 있다니, 암으로 고통받는 환자들이 분노할 수밖에 없었다. 나 역시 이윤을 얻기 위해 그런 위험한 물질을 생필품에 넣은 제조사의 추락한 양심을 떠올리며 깊은 씁쓸함을 느꼈다.

그 무렵부터 몸, 특히 피부에 직접 닿는 것들을 천연 재료로 만들어 쓰는 천연제품 수업을 듣게 되었다. 만드는 법도 어렵지 않았다. 천연 샴푸로 머리를 감긴 아이들의 머릿결은 전보다 훨씬 윤기 나고 부드러웠다. 생각해 보면 머리카락도 세포로 구성된 몸의 일부니, 좋은 음식을 먹으면 혈색이 좋아지듯 머리카락도 마찬가지라는 것을 새삼 알게 되었다. 얼굴에 바르는 스킨이나 로션은 한 달쯤 지나야 효과가 느껴졌지만, 천연 샴푸는 사용한 날부터 차이를 체감할 수 있었다. 순한 데다 기능까지 충실했으니 말이다. 재료도 많지 않았다. 강사가 나눠준 5~6가지 재료를 정량대로 비커에 붓고 저어주거나 굳히면 끝이었다. 정확한 양을 재며 몰입하다 보면 현실에서 벗어난 듯한 기분이 들기도 했다.

여름 저녁 산책 때 뿌리는 시중의 벌레 퇴치 스프레이는 화학약품 냄새가 지독해 꺼림칙했지만 수업에서 만든 천연 모기 기피제는 허브향이 은은하고 효과도 좋아 산책 중 모기에 물린 적이 없었다. 그 자체로 안전함을 느낄 수 있었고, 안도감이 곧 힐링이 되었다. 치약은 성분이 안전하다고 인증된 제품을 공식 사이트에서 구매했다. 요즘은 성분을 비교해 둔 사이트도 많아 치약마다 들어간 10여 가지 성분을 안전, 보통, 위험으로 분석해 공개하고 있다. 예를 들어 색소가 조금이라도 들어가 있으면 '위험 – 청색1호, 향료'라고 표시되어 있다. 염색도 마찬가지로 가능한 한 미루고 독성이 가장 적은 제품을 사용하는 것이 좋다.

피부에 닿는 제품들은 직접 사용해 보며 반응을 살펴봐야 진짜 효과를 알 수 있다. 그 결과 달라진 머리카락이나 피부 반응을 보면 그동안 우리가 얼마나 해로운 성분을 무심코 써왔는지도 금세 알게 된다. 자주 쓰는 데다 점막과 두피를 통해 몸으로 흡수되는 제품들이니만큼 심리적인 안도감을 위해서라도 천연 제품을 쓰는 편이 좋다. 불안한 마음으로 하루를 보내느니, 몇 달은 걱정 없이 지낼 수 있는 좋은 제품을 사는 것이 낫다. 비록 사소해 보일 수 있지만 내 몸을 위해 직접 무언가를 만들어 제공했다는 사실만으로도 뿌듯함이 생기고 자존감 또한 높아진다. 내 몸의 소중함을 뒤늦게나마 깨닫고 관리하게 된 암 환자의 입장에서 천연 제품을 만들어 쓰는 건 결국 나를 사랑하는 또 하나의 방식이라는 생각이 든다.

지름신이 내리도록 놔두자

암에 걸리고 나니, 내 행복을 위해 돈을 쓰는데 주저했던 것이 유독 후회됐다. 애들 학원비는 아깝지 않게 결제하면서도 왜 내 운동화나 운동복을 사는 일에는 늘 그렇게 주저하고 아까워했을까. 차라리 돈이라도 실컷 써봤다면 억울하지는 않았을 텐데. 폐암 진단을 받은 환우가 가장 먼저 공기청정기를 사고 그동안 배우고 싶었지만 미뤄왔던 퀼트를 배우는 모습을 보았다. 암 진단 이후 암 환자의 소비 패턴 역시 그렇게 달라져야 한다고 생각한다. 그녀는 퀼트에 몰입하며 순간순간을 즐겼고 자신이 만든 이불 사진을 인스타그램에 올렸다. 마치 매일 자신만의 보물을 찾는 사람 같았다.

회사생활 20년 차. 공무원으로 살아온 나는 특히 주어진 일을 정해진 틀 안에서 남들과 비슷한 방식으로 처리하며 살아왔다. 그런데 이제는 더 이상 그렇게 살고 싶지 않았다. 어떻게 하면 남들처럼이 아니라 나답게 살 수 있을까 고민하다가 그 해답은 내 눈으로 발견하는 나만의 보물을 찾는 데 있다는 결론에 이르렀다. 예컨대, 퇴근길에 우연히 듣게 된 노래의 보컬이 딱 내가 좋아하는 스타일이라면 그날의 보물은 그 목소리가 되는 식이다.

어떤 날은 돈을 들여 보물을 발견하는 날도 있었다. 큰 돈이 들어가지만 않는다면 나를 행복하게 하는 나를 위한 보물을 사는 것은 암 환자들에게 권하고 싶다. 암에 걸리기 이전에는 어쩐지 나를 위한 것을 사는 일이 전부 낭비처럼 느껴졌다. 그러나 암 수술을 겪은 뒤로는 나를 행복하게 하는 소비를 위해 세상의 다양한 제품들에 눈을 돌려 아낌없이 검색해 보기로 마음먹었다. 이것은 물질만능주의와는 거리가 멀다. 내 삶의 효능감을 높이기 위한 실용적이고 의미 있는 상품들이 끊임없이 쏟아지고 있었다. 세상을 즐기며 살아가는 사람이 되고 싶다는 마음이 커졌다. 암 진단 이후 결심했던 나답게 사는 삶이란 매일 나만의 보물을 찾듯이 그렇게 호기심 가득한 눈으로 세상을 살피며 소중한 것들을 발견해가는 과정이 아닐까.

　물론 지금처럼 소비에 대한 균형감각을 갖추기까지는 시행착오도 많았다. 암 진단을 받은 뒤로는 TV 홈쇼핑에 나오는 광고를 더 유심히 보게 되었고 '몸에 좋다'는 말만 붙으면 글루타치온이든 콜라겐이든 충동적으로 영양제를 사들이곤 했다. 불안한 마음에 방향을 잃은 소비를 하던 시기였다. 하지만 늘어나는 카드 대금을 보며 문득 정신이 들었다. 100살까지 살고 싶다면 아플 때를 대비해 돈도 모아야 한다. 지금부터는 어디에, 어느 정도 돈을 쓸 것인지에 대한 기준이 필요했다. 이후로는 어떤 건강식품이라도 최소 두 번은 고민한 끝에 사기로 했다. 이게 정말 필요한가? 사지 않으면 불편한가?

현재 누적 카드값은 얼마인가? 예산 안에서 지불 가능한가? 그렇게 스스로에게 물으며 예산의 범위 안에서 소비를 하기 시작했다. 암진단 이후 불안한 마음으로 건강식품을 사재기하던 습관도 결국 고칠 수 있었다.

매일 나만의 보물을 하나씩 찾는다는 마음으로 살기로 결심하고 나니 정말 필요한 것이라면 가장 마음에 드는 좋은 것을 사기로 했다. 그리고 그 순간 내리는 지름신은 그냥 모른 척하기로 했다. 운동화 매장을 여기저기 둘러보다 내 마음에 쏙 드는 운동화를 발견했을 때 가격은 평소 사던 것의 두 배였다. 하지만 신는 순간 발바닥을 포근히 안아주는 쿠션감에 하늘로 날아오를 것 같은 기분이 들었다. 다리가 바닥에 착 달라붙는 듯한 안정감까지. 감탄만 하다가 내려놓았을 예전의 나와 달리 그날은 '오늘의 보물을 찾았네!'라는 마음으로 눈 딱 감고 구입했다. 신발을 신자마자 빨리 밖으로 나가고 싶어졌다. 그 환상적인 쿠션감을 다시 느끼고 싶어서였다. 이 정도로 마음을 사로잡는 보물이라면, 지르는 게 답이다.

나를 위한 건강한 소비를 떠올릴 때 그다음으로 떠오른 것은 스마트 워치였다. 사실 내 서랍에는 차고 다니지 않는 시계만 대여섯 개가 있었다. 아무리 스마트 워치라지만 시계를 또 사야 할까 고민했지만 방사선 치료로 입원해 있던 시절, 내 걸음 수를 매일 체크해주고 스트레스 지수를 시각적으로 보여주며 릴렉스를 유도하는 스마트 워치를 하루라도 빨리 내 곁에 두고 싶다는 생각이 들었다. 스마트 워치는 운동할 때도 핸드폰을 집에 두고 나갈 수 있도록 도와줬다. 통화도 음악도 가능한 그 자유로움은 세상의 구속에서 벗어난 듯한 해방감을 안겨주었다. 워치는 1킬로미터를 걸을 때마다 상냥한 목소리로 내가 얼마나 걸었는지 알려준다. 심장 박동수를 체크해주고, 긴급 상황에는 알아서 알람을 울리며 경고까지 해준다. 설정한 운동 목표의 달성률까지 알려주는 스마트 워치는 이제 내 건강 비서라고 해도 과언이 아니다.

그 다음 나를 위한 건강한 소비는 운동복이었다. 운동하러 나가고 싶어지게 만드는 보물을 찾기 위해 러닝 크루들이 자주 간다는 대형 스포츠 매장을 찾았다. 미국에서 봤던 매장처럼 규모가 컸고 직원들은 분주히 운동복과 운동화를 들고 움직이고 있었다. 전문 매장의 직원답게 그들은 제품 하나하나의 소재와 기능을 친절하게 설명해주었다. 추천받은 티셔츠와 하의를 고르는 나의 눈빛은 마치 나무 뒤나 바위 위에 숨겨진 보물 쪽지를 찾는 사람처럼 반짝거렸다. 매일 나와 함께할 운동 메이트는 내 마음에 꼭 들어야 한다는 생각에 하나씩만 신중히 골라왔다.

집으로 돌아와 인터넷에 트레이닝복이나 조깅 바지를 검색하니 싸고 편한 바지들이 쏟아졌다. 그중 마음에 드는 색과 기능을 가진 바지와 셔츠 몇 벌을 더 추가하자 운동 룩이 완성되었다. 물을 담을 텀블러도 내 취향에 맞는 것으로 골랐다. 한여름에도 얼음이 잘 녹지 않는 텀블러는 손안의 작은 냉장고였다. 땀이 줄줄 흐르는 여름날 마시는 얼음물 한 모금은 어떤 음료보다도 기가 막혔다. 손가락을 걸 수 있는 손잡이가 있는 제품을 골라 팔을 들고 내리며 작은 아령이라고 생각했다. 걷는 동안 팔 근력운동도 함께할 수 있었다.

드디어, 날개 달린 운동화를 신고 가볍고 시원한 운동복을 입고 최첨단 스마트 워치를 찬 뒤 한강으로 나갔다. 귀에 꽂는 무선 이어폰도 새로 샀다. 음악을 들으며 상쾌한 가을 아침 공기를 온몸으로 느끼는 시간은 마치 보물선을 타고 떠나는 선장이 된 기분이었다. 공기마저도 달콤하게 느껴졌다. 나는 천천히 걸으며 스스로에게 속삭였다. 이제는 알겠다. 꼭 나쁜 일만 내게 일어나는 건 아니라는 것을. 폭신한 이 운동화를 신고 걷는 이 가을 얼마나 좋은가. 음악은 또 얼마나 신나는가. AI가 척척 골라주는 신곡을 들으며 걷는 동안 스마트 워치는 걸음 수를 세며 말을 걸어온다. '목표한 운동하기 링을을 완성했습니다.' 이렇게 즐겁게 운동할 수 있는 시간이 앞으로도 최소 50년은 더 남았다.

다시 일하기 전에 내 몸에 귀 기울이기

초음파나 MRI로 보였던 암덩어리를 제거하기만 하면 암이 다 나았다고 생각하는 사람들이 있다. 심지어 수술 후 체력이 회복되지도 않았는데 폐암 수술을 한 그 다음 주에 바로 복직하는 분을 나는 아주 가까이서 보았다. 집에서 아내와 아이들이 걱정하는 소리를 듣고 있기 힘들다는 것이 이유였다. 함께 점심을 먹는 내내 나는 그분께 최소한 병가 기간인 60일 이라도 몸을 회복하신 뒤에 복직하시라고 계속해서 이야기할 수 밖에 없었다. 실제, 요양병원에서 초기암 진단을 받고 수술 후 복직하거나 다시 생활전선에 뛰어들었다가 2년 내에 재발되어 4기 진단을 받은 사람을 두 명이나 봤기 때문이다. 암이 눈으로 발견되려면 크기가 0.5센티미터보다 커야 한다. 그보다 작은 암세포들은 현대의학이 잡아내지 못한다는 것을 제발 분명히 아셨으면 좋겠다. 내 몸 어딘가에서 암 세포가 발견되었다면 암의 원인이 무엇이 되었건 이미 다른 장기에도 그만큼의 치명타를 입혔다는 것이다. 단지 지금 내 컨디션 중에서 가장 약했던 부분에서 암세포가 더 크게 발현되서 의사의 눈에 띄었을 뿐이다.

사람은 빠르게 잊는다. 암 진단을 받고 제발 살려달라고 빌던 마음을, 수술이 잘되고 남은 시간 동안 전이나 재발 없이 이전처럼 살아갈 수 있기를 소원하고 소망하던 마음을 잊는다. 힘든 수술 과정을 견뎌내고 깨어나 제2의 삶을 선물 받은 듯 감사하던 마음도, 눈 뜨고 깨어나 특별한 통증이 느껴지지 않으면 슬슬 복직을 생각하게 된다. 어떻게든 살고 싶다는 마음은 암이 제거됐다는 의사의 말과 함께 모두 사라져 버리기라도 하는 것일까.

폐암 수술 후 다음 주에 바로 복직했던 동료분은 병가를 내지 않은 상태였기 때문에 법원에서 하던 일들을 모두 그대로 떠안은 채 회사생활을 하셔야 했다. 전화를 받고, 일을 처리하고, 제시간에 맞춰서 출근을 해야하는 회사생활이 보통사람에게도 쉬운 일만은 아닌데 수술 후 피가 멈추지 않아 재수술까지 총 두 번의 수술을 하신 분이 감당하기에는 얼마나 힘든 상황일까 걱정이 많이 됐다. 회복 시기에 받는 스트레스는 맹독이자 가장 큰 적이다. 가족들이 보이는 반응이나 말에 신경 쓰기보다는 내 몸을 회복시킬 방법을 찾는 데에만 몰두해야 할 시기라는 것을 잊지않았으면 좋겠다.

통계적으로 암은 3년 내 재발할 확률이 가장 높기 때문에 수술 이후 3년 동안의 관리가 어느 때보다 중요하다. 3년 동안에는 스트레칭과 운동에 특별히 신경 쓰고, 좋은 음식을 먹고, 무엇보다 명상으로 마음을 잘 다스리고자 노력해야 한다. 서두에 말한 것처럼 나는 0기에서 재발, 전이되어 4기로 치료 중인 환우 두 명을 실제 만났다. 처음 만난 환우는 어머니를 유방암으로 잃은 사람이었는데 본인도 0기 진단을 받고 수술을 한 사람이었다. 0기긴 했지만 다발성으로 흩뿌려진 깨알같은 암 세포라는 특징이 있어서 외과 교수가 방사선 치료를 처방했지만 그녀는 방사선 치료를 받지 않고 3개월 병가를 끝난 뒤 바로 유치원 선생님으로 복귀했다. 1년 뒤, 암이 반대쪽 가슴으로 전이 되어 다시 4기 진단을 받았다.

유방암의 재발률이 다른 암에 비해서 낮다는 통계를 믿고 안일하게 생활한 것도 문제였지만 의사의 처방대로 따르지 않고 방사선 치료를 받으러 가지않을 만큼 자신의 암에 대해서 안일하게 생각했던 것이 문제였다. 그런 한 줄의 통계나 떠도는 소문같은 정보에 나를 맡기는 행동이 마치 모유 수유를 하면 유방암에 걸릴 확률이 낮다는 통계만을 믿고 초음파 검사를 하지 않는 사람들과 무엇이 다른가. 유방암의 경우 수술 후 제대로 관리한다고 해도 호르몬에 양성반응하는 타입을 진단 받은 경우는 여성호르몬이 존재하는 평생의 기간이 투병기간이 된다고 생각하며 경각심을 놓지 말아야 한다.

수술 후 6개월 동안 요양병원에서 꾸준히 관리받고 운동하며 회복에 집중해온 내 몸은 오랜만에 지인들과 점심을 먹으며 무너지기 시작했다. 두 시간, 세 시간씩 서로의 이야기에 온 신경을 집중하느라 자세를 한 번도 고쳐 앉지 못한 채 자리를 뜨려는 순간 왼쪽 다리와 몸 전체가 연결된 고관절뿐 아니라 엉덩이와 그 주변까지 찌릿한 통증이 밀려왔다. 놀라고 당황스러웠지만 조금 걸으니 괜찮아지는 듯해서 카페로 자리를 옮겼다. 그러나 그곳에서 사단이 났다. 차를 마시는 내내 대화는 즐거웠지만 자리를 박차고 일어서는 순간 왼쪽 다리가 돌덩이처럼 무겁게 느껴지더니 허벅지며 종아리까지 저릿한 통증이 번졌다. 집으로 돌아오는 길에는 왼쪽 다리를 절뚝이며 간신히 걸었다. 그날 새벽, 자다가 자세를 바꾸려다 참을 수 없는 고통에 소리를 질렀다. 다리에 힘이 들어가지 않았고 움직여지지도 않았다. 내 다리인데도 내 의지대로 들 수 없다는 사실에 당혹스럽고 난감했다. 그 순간 머릿속을 스친 생각은 혹시 다리에 있는 신경이 모두 끊어진 것은 아닐까 하는 두려움이었다.

뇌는 분명 다리를 들어 올리라고 명령을 내리고 있었지만 다리는 아무 반응 없이 침대 위에 축 늘어져 있었다. 하루 중 세 시간을 연속해서 앉아 있었던 것뿐인데 몸이 이렇게 망가질 정도라면 앞으로 복직해서 제대로 업무를 해낼 수 있을까 두려움이 몰려왔다. 마침 7월 인사를 앞두고 복직을 할지 말지 고민 중이던 터라 그날의 통증은 내 마음을 더욱 위축시키고 서럽게 만들었다. 남편의 부축을 받아 겨우 욕실로 이동해 뜨거운 물을 받아놓고 몸을 담갔다. 다리를 주무르고 문지르며 근육을 풀어주었지만 샤워를 하며 흘러나온 건 "너무 아프다"는 혼잣말이었다. 말이 끝나기 무섭게 눈물이 흘러내렸다. 샤워기에서 흐르는 물 때문인지 내 눈물 때문인지 분간할 수 없었다. 꺼억, 꺼억, 목이 메인 울음소리가 욕실을 가득 채우는 동안 얼굴 위로 뜨거운 물줄기가 흘러내렸다.

혹시 어제 하루 종일 근육을 제대로 쓰지 않아서 다리가 제 기능을 하지 못한 걸까 싶어 이튿날 아침부터 밖으로 나가 살살 걷기 시작했다. 절던 다리는 저녁쯤이 되어서야 비로소 예전처럼 돌아왔다. 수술과 방사선 치료의 영향으로 내 몸의 혈액 순환이 예전처럼 원활하지 않다는 생각이 들었다. 이런 몸으로 복직을 한다는 것은 현실적으로 불가능해 보였다. 점심시간 1시간을 제외하면 오전 9시부터 오후 6시까지 거의 의자에 묶인 사람처럼 일해야 할 텐데 과연 버틸 수 있을까. 나는 이대로 복직은 어림없겠다는 탄식을 내뱉었다. 결국 수술 후 6개월이 지나면서부터 고민하던 복직 문제는 더 이상 고민거리가 될 수 없었다. 나는 6개월을 더 회복에 집중한 뒤에 다음 해 1월 정기인사 때 복직하기로 결정했다.

사실 수술을 마치고 퇴원하던 날도 겉으로 보기엔 멀쩡했다. 그래서인지 6개월쯤 지나면 곧 복직할 수 있을 거라 생각했다. 게다가 대학 졸업 후 출산과 육아휴직을 제외하고는 회사를 쉬어본 적이 없었던 나는 집에서 무작정 쉬는 것이 어딘가 불안하게 느껴지기도 했다. 일에 대한 관성이 남아 있었던 것이다. 아무도 없는 빈집에서 평생 누려본 적 없던 자유의 시간이 주어졌지만 마음은 편하지 않았다. 아무 일도 하지 않고 그저 쉬고 있는 나 자신이 무기력하게 느껴졌기 때문이다. 그때 나도 문득문득 복직할까 하는 생각이 들었기에 폐암 수술을 마친 직후 바로 복직한 동료의 마음을 어느정도 이해할 수 있었다.

암 수술을 받고 다시 일터로 돌아갈 수 있는 상태가 되었다는 것은 분명 감사한 일이다. 그러나 생각해보자. 그 몸이 얼마나 어렵게 회복된 것인가. 더 아끼고 더 조심스럽게 다루어야 하지 않을까. 생업의 현장으로 돌아가는 일과 지금의 건강을 두고 저울 위에 올려놓고 고민할 때 가장 먼저 자신의 마음을 올려보자. 내 마음이 어느 쪽으로 기우는지 들여다보자. 나 역시 그렇게 했다. 생업과 건강을 저울에 올려놓자마자 건강 쪽의 저울이 순식간에 아래로 떨어졌다. 진실은 이렇게 무섭도록 간명했다.

✿ 다시 아프지 않겠다는 다짐

주름이 늘어도 좋으니, 생기가 가득한 살아 있는 얼굴이었으면 좋겠다.

수술은 끝났고 이제는 나답게 살아가는 일이 남았다.

내가 다시 시작하는 이 삶

함께 걸어줄 당신이 곁에 있어 주길 바란다.

조르바처럼 사는 연습

　당신을 안아주고 싶다. 아무런 증상도 고통도 없던 몸이었는데 가슴과 위, 폐, 장, 내 일부였던 어딘가를 잘라내야만 했던 긴 수술을 견디고 다시 눈을 뜬 당신. 그 몸이 얼마나 아팠을지 그 마음이 얼마나 힘들었을지. 짧게는 3시간, 길게는 6시간의 수술을 견뎌낸 당신을 나는 꼭 안아주고 싶다. 나도 그랬다. 누군가가 두 팔로 넓은 마음으로 나를 꼭 안아주기를 간절히 바랐었다. 피할 수만 있다면 피하고 싶었던 교통사고처럼 갑작스럽게 들이닥친 암 수술. 그래서 나는 떠올리기만 해도 눈물이 날 것 같은 그날의 이야기를 듣고 싶고 함께 울어주고 싶다.

　수술을 견뎌낸 다음 날 아침, 어쨌든 다시 눈을 떴다는 사실만으로도 이미 승리한 것 같았다. 항암제로 암 세포의 크기를 줄이거나 수술로 암 덩어리를 제거한 것만으로도 이미 큰 산 하나를 넘은 것이다. 수술 후에는 행복이란 무엇인가에 대해 깊이 고민했다. 집 안에만 있을 때는 새로운 생각이 잘 떠오르지 않았다. 늘 같은 모습으로 살아온 공간이어서 더 그랬던 것 같다. 생각이 많아지는 날이면 무작정 밖으로 나갔다. 탁 트인 공기와 나무를 마주하며 걷다 보면 이런 목소리가 들려오는 듯했다. 인생에는 정답이 없다고, 지금 내가 하고 있는 그 자체가 정답이라고. 정답을 찾으려 애쓰지 말고 그 냥 나를 들여다보라고. 너 자신이 바로 정답이라고. 얼마나 쉬운 일 이냐고.

　그날 내가 깨달은 행복의 정의는 남의 눈치를 보지 않고, 나의 것 을 살아내는 것이었다. 그 순간 자유로운 삶의 대명사 같은 이름이 떠올랐다. 그 이름을 조용히 속으로 읊조리기만 해도 어깨 위 짐이 사라지는 기분이었다. 내가 좋아하는 것을 기꺼이 좋아하겠다는 다 짐과 함께 마침내 내가 된 것 같았다. 이제는 외부의 요구에 민감하 게 반응하는 대신 『그리스인 조르바』 니코스 카잔차키스, 문학과지성사, 2018의 조르바처럼 내면의 목소리에 귀 기울이고 싶어졌다. 조르바 는 '나는 꼭 이렇게 살고 싶다'고 말한 대로 산다. 남의 눈치를 보지 않고 싫은 건 싫다 하고 좋은 건 더 확실하게 드러내며 사는 사람. 그 래서 나도 '한국인 조르바'가 되어야겠다고 결심했다. 마음이 우울 하고 삶이 지루해질 때면 나는 마음속으로 외친다. '나는 한국인 조 르바야!'

　그렇게 수술 이후 내 안의 욕구를 먼저 들여다보는 삶이 시작됐 다. 모든 가식을 벗고 솔직한 마음으로 진짜 내가 행복했던 순간을 떠올렸다. 마음 깊숙한 곳까지 헤집으며 자발적으로 내가 선택한 것 이 무엇이었는지 되짚었다. 남의 시선이 아닌 내 진심이 원했던 것을 아는 데 까지 40여 년이 걸렸다. 더 많은 것을 가지려는 욕심은 이제 없다. 누군가 보기에는 부족해 보일지 몰라도 나는 행복을 찾았기 때문에 어떤 것도 더는 중요하지 않다. 이대로 충분하다고 느낀다. 사춘기 아이가 뾰족하게 말대꾸를 해도 30센티미터로 태어난 아이가 158센티미터까지 자랐다는 사실 하나로 고맙게 느껴진다면 그 말대꾸는 더 이상 상처가 되지 않는다.

기회가 있을 때마다 내가 진짜 좋아하는 게 뭔지 생각해봤다. 복직 후에는 '책멍'이라는 법원 내 온라인 독서클럽을 기획했다. 단톡방에서 각자의 아이디로 참여하기 때문에 누가 어떤 직책에 있는지 알 수 없다. 서열이 중요한 법원에서 계급이 아닌 독서가로 서로를 대하는 경험은 낯설고도 신선했다. 수술 전의 나였다면 '내가 어떻게 법원 동호회를 만들어? 얼마나 많이 읽었다고 감히 독서 동호회를?' 하며 머뭇거렸을 것이다. 하지만 이제는 내 마음이 시키는 대로 움직였다. 동아리 기획서를 올리고 회원을 모집하자 50여 명이 함께하겠다고 손을 들어주었고 2024년 5월부터 지금까지 매일 읽은 책의 페이지를 인증하는 게시판은 늘 북적인다. 책멍은 내가 암에 걸렸기 때문에 눈치 보지 않고 저지른 '한국인 조르바' 같은 사건이었다.

내가 선택한 길을 따를 때는 즐거움 속에서 책임을 다하게 된다. 좋아하는 것이 명확해질수록 싫은 것은 과감히 거절할 수 있게 되

는 장점도 있다. 책멍을 시작한 후 책장을 정리하다가 원하지도 않
던 책들이 눈에 들어왔다. 억지로 사들였던 육아서, 읽지도 않은 책
들. 그 빽빽한 책장은 비판 없이 무작정 받아들이며 살아온 내 모습
을 닮아 있었다. 새로운 책 하나 들어갈 자리도 없이 가득 찬 그 책장
은 내가 느긋함 없이 살아온 시간이었다. 책들을 하나씩 정리하면서
억지로 끌어안고 있던 책들은 과감히 처분했다. 그 자리에 진심으로
애정을 갖고 읽었던 책들만 남기니 책장이 숨 쉬기 시작했다. 여유
있는 공간 속에 무게감 있게 자리한 최애 도서들을 바라보는 것만으
로도 감동이 밀려왔다. 아픈 뒤에야 알았다. 삶은 이렇게 가볍고 단
순해야 한다는 것을. 읽지 않는 책들을 모두 버리던 날 나는 배 위에
서 쓸데없는 짐을 바다에 던진 듯한 개운함을 느꼈다.

　예전엔 아이들과 함께 볼 수 있는 12세 이하 영화만 찾아다녔지
만, 이제는 15세 이상 영화를 혼자 보러 다닌다. 아프고 나니 영화
속 등장인물이 겪는 아픔이 더욱 선명하게 느껴진다. 다른 관객은
시큰둥한 장면에서 나만 숨죽여 운 날도 많다. 진단을 받은 이후로
오직 혼자서 겪어야 했던 아픔이 의외의 장면에서 불쑥불쑥 떠올랐
다. 감독도 의도하지 않았을 그 장면들 앞에서 눈물을 쏟고 나면 어
쩐 일인지 마음은 더 개운해졌다. 혼자 영화를 보러 가고 싶다는 내
욕구를 무시하지 않고 내 감정을 따라준 덕분에 더한 카타르시스를
느꼈다.

나는 매일 암이 남긴 흔적을 살핀다

샤워하는 동안 나는 맨손으로 내 몸을 구석구석 만져본다. 목이 부었는지 가슴에 만져지는 혹이 있는지, 관절이 잘 움직이지는 않는 지, 어깨뼈나 골반뼈에 통증은 없는지, 배는 얼마나 들어갔는지를 확인한다. 병원을 샤워하듯 자주 찾을 수는 없으니 나는 샤워하면서 매일 내 몸을 체크한다. 손으로 하나하나 만져보며 몸에 어떤 변화가 있는지 촉진한다. 동시에 림프도 마사지하고 부드럽게 쓸어줄 수 있어 이런 촉진은 평생의 습관으로 삼기에 충분하다. 어느 날, 귀 뒤에서 목 쪽으로 쓸어내리던 중 볼록 튀어나온 느낌이 손에 닿았다. 혹시 전이된 건 아닐까. 겁이 덜컥 났고 바로 병원에 갔다. 림프가 부은 것이라는 진단을 받았다. 3주 동안 밤 늦게까지 집필에 몰두한 결과가 몸에 그대로 드러난 셈이었다. 이후로 나는 수면 시간을 철저히 지키며 조심하게 되었고 자가 진단과 촉진을 더 부지런히 하게 되었다.

주관적인 촉진과 더불어 병원에서 처방받은 약은 반드시 챙겨 먹으며 정기적인 검진을 받아야 한다. 잘못된 상식이나 단편적인 정보에 의존하기보다는 암 관련 서적과 신뢰할 만한 영상을 찾아보며 나는 매일 내 몸을 살핀다. 흔히들 임신, 출산을 거친 뒤 모유수유를 하면 유방암에 걸릴 확률이 낮다고 말한다. 나 역시 두 아이를 낳고 2년 간 모유수유를 했기때문에 유방암은 피해갈 수 있을꺼라 자부하고 있었다. 모유 수유가 유방암 예방에 긍정적인 영향을 준다는 정보를 믿었던 것이다. 하지만 암에 걸린 뒤 자료를 찾아보고 두 아이의 임신과 출산을 거친 그 2년 동안만 여성호르몬 분비가 멈춘다는 사실을 알게 되었다. 즉, 유방암 발병 가능성을 낮추는 그 효과는 단지 그 시기의 이야기였던 것이다. 병실에서 만난 유방암 환우들 역시 예외 없이 아이를 1명에서 2명 출산했고 모두 성실히 모유 수유를 했던 사람들이었다. 이는 통계만으로 모든 것을 판단해서는 안 된다는 강력한 증거였다.

수술 후 1년 이내에는 3개월마다 담당 의사를 만나 검진을 받아야 하고 1년이 지나면 6개월마다 가게 되는 이유가 궁금했다. 자료와 책자마다 병원 방문 시기가 달랐고 재발 위험이 높은 3년 이내에는 3개월에 한 번, 이후 4~5년까지는 6개월에 한 번, 5년이 지나면 1년에 한 번이라고 명시돼 있었다. 어느 쪽 말을 따라야 할지 혼란스러웠다. 그때 문득, 내 블로그에 달린 비밀 댓글이 머릿속에 떠올랐다. 6년, 8년, 심지어 10년 만에 전이되었다는 분들의 이야기였다. 믿고 싶지 않은 그분들의 고백이 생각나자 나는 다시 경각심을 가지게 됐다. 평생 동안 6개월에 한 번은 유방 초음파 검사를 받아야겠다는 결심이 섰다. 여성호르몬을 먹고 자라는 유방암 진단을 받은 호르몬 양성 그룹은 평생토록 재발의 위험에서 완전히 벗어날 수 없다. 그렇게 생각하니 유방암 수술 이후의 삶 전체가 사실은 투병 기간이나 다름없었다. 나는 결심했다. 내게 유방암의 완치란 없다. 이 암의 꼬리는 길고, 내가 100살이 되어 장수하기 전까지는 안심할 수 없다.

수술을 통해 암 세포를 제거하긴 했지만, 절단면에서 암 세포가 발견됐다는 사실을 조직검사 결과지를 통해 알게 되었다. 암 세포가 절반은 제거되었고 절반은 남아 있다는 뜻이다. 워낙 미세한 암 세포들이기에 조금이라도 건드려졌다면 혈액을 타고 다른 부위로 전이될 수 있다. 그래서 원래 28회로 예정돼 있던 방사선 치료는 좀 더 강력한 치료를 위해 4회가 추가돼 총 32회가 되었다. 그렇게 암 세포는 환자마다 약한 부위를 공격하며 수술 부위와는 무관한 곳에서 새로운 원발암으로 생겨난다. 방사선과 교수님은 '이 정도면 유방을 거의 절단한 셈'이라 말해주셨다. 안도감이 들었지만 방사선 치료로 인해 세포의 DNA가 손상되면 돌연변이를 일으킬 수 있고, 이는 전이가 일어나는 것이 아닌 2차 암이 된다는 것을 늘 염두에 두어야 한다. 수술 후 수년간 매의 눈으로 추적관찰을 해야하는 이유도 여기에 있다. 방사선 치료의 부작용이 많았던 나는 특히, 매일 항산화를 위한 식단에 신경을 많이 쓴다. 금주는 물론이고 무엇보다 스트레스를 받지 않으려 노력한다. 어쩔 수 없는 상황이 생겨도 내 마음을 지키기 위해 그 상황을 화로 받아들이지 않는다.

병원에서 제공한 안내서에는 재발이 주로 어디에서 발생하는지도 기록돼 있었다. 전신 재발의 경우에는 뼈, 폐, 간, 뇌 순으로 많이 나타났고 유방 근처에서는 쇄골의 림프절이 주요 전이 부위로 꼽혔다. 아산병원에서 2018년에 출간한 『유방암 환자를 위한 치료 안내서』서울아산병원 유방암센터, 영창출판사, 2018에 따르면 전체 유방암 환자의 약 20~30퍼센트가 재발을 경험한다고 한다. 요양병원에서 받은 자료에서는 5년 내 재발률이 17.2퍼센트, 10년 내 재발률은 23.8퍼센트라고 명시돼 있었다. 5년이 지났다고 안심할 수 없는 이유다. 유방암은 10년간 재발이 없을 경우 완치로 간주하기도 한다. 재발 시기에 대해서도 자료들을 종합해보면 유방암의 경우 대체로 수술 후 1~3년 사이에 재발이 집중된다고 나와 있다. 이 시기에는 특히 철저하게 몸을 관리하고 긴장의 끈을 놓지 말아야 한다. 집중적으로 면역을 관리해야 한다. 수술 후 3년은 단순한 회복기가 아니라 나의 전 생애가 걸린 집중치료 기간이다. 재발, 전이가 일어나지 않도록 할 수 있는 모든 노력을 기울여야한다.

나는 스스로 되뇌인다. '나는 이제 예전의 내가 아니야. 나는 근력운동을 하는 사람이야. 매일 1시간 유산소하고, 계단 30층을 오르고 있어.' 그렇게 새로운 나의 정체성을 뇌에 각인시켰다. 나는 직접 '글쓰는 몸짱 클럽'이라는 운동 동호회를 만들어 7개월 째 20~30명 정도의 작가들과 매일 운동하는 인증 사진을 올리고 있다. 수술 후 3년이 지나고 정기검진에서도 별다른 이상이 없으면 어느 순간 내가 암 수술을 받은 사람이었다는 사실마저 잊어버리기 쉽다. 그러나 무엇보다 중요한 건 정해진 검진일에 반드시 병원을 찾는 것이다. 자칫 초음파 검사나 정기 진료일을 놓치지 않도록 휴대폰 알람 기능을 활용하거나 다이어리 연간 계획 페이지에 미리미리 기록해 두자.

수면 위로 끌어올린 손 하나

지금은 혼자가 아니라는 걸 느끼게 해줄 누군가의 지지가 간절히 필요한 순간이다. 주변 사람들과 심리적인 거리를 두지 말자. 마음껏 사람에게 기대자. 처음 암 진단을 받은 날 만큼 수술이 끝난 뒤에도 주변 사람들에게 받는 따뜻한 지지와 응원은 나에게 큰 힘이 됐다. 퇴원하고 집으로 돌아오니 몸도 마음도 계속해서 가라앉았다. 일주일쯤 지나서야 몸이 조금씩 회복되는 느낌이 들었지만 밖에 나가서 누군가를 만날 기분은 도무지 들지 않았다. 혹여 내가 아픈 모습을 보면 지인들이 걱정하고, 건강한 자신의 모습을 미안해하면 어쩌나 하는 생각이 먼저 들었다. 그러니 더더욱 사람을 피하게 되었고 그냥 숨어 있고 싶었다. 폐를 끼치고 싶지 않다는 생각은 나를 고립시켰고 점점 외로운 시간이 길어지며 마치 세상 한켠으로 밀려난 기분이 들었다. 자존감은 바닥을 보이기 시작했다.

환자는 수술실에서 마취된 상태로 있기 때문에 몸에 칼을 댔다는 사실을 실감하지 못한다. 하지만 수술이 끝나고 마취가 풀리면 칼이 지나간 자리마다 통증이 선명하게 살아난다. 통증은 날카롭고 온몸에 힘이 빠져 그저 누워만 있게 된다. 활달하던 46살의 나는 온데간데없고 하루 종일 앓는 소리만 내는 존재가 된다. 그 모습이 측은해서 거울조차 보기 힘들었다. 그런 시간을 견디고 있을 때 집 근처에 사는 친구 P에게서 전화가 걸려왔다.

그녀는 내 기분을 묻기보다 바람 쐬러 잠깐 드라이브나 가자며 자연스럽게 나를 데리고 나갔다. 팔당댐을 따라 천천히 달리는 동안 높은 산과 맑은 강이 눈에 들어왔다. 그동안 내 마음이 어두웠던 만큼 늦가을의 풍광이 더욱 눈부시게 다가왔다. 오랜만에 나들이를 하니 세상이 마치 새로운 필터를 씌운 것처럼 색다르게 보였고, 차창 밖 풍경은 나를 들뜨게 했다. 뿌옇던 머릿속이 일순간 맑아지는 기분, 그 상쾌함에 자연스레 어깨가 펴지는 듯했다. 카페에 들러 따뜻한 차를 마시고 유명한 파이집에서 디저트를 먹으며 함께 사진을 찍었다. 두세 시간 동안 여유를 만끽하며 아픈 몸을 잠시나마 잊을 수 있었다. 그렇게 한 명의 친구가 나를 수면 위로 끌어 올려주었고 나는 그 손을 붙잡고 조금은 가볍게 물 위로 올라올 수 있었다.

암 수술을 마친 환자들의 곁에 있는 사람들에게 부탁드리고 싶다. 수술이 끝난 후에는 마음이 가라앉기 쉬우니 자주 안부를 묻고 대화를 나누며 응원을 전해주셨으면 한다. 진심으로 걱정하고 사랑하는 마음으로 그들의 이야기에 귀 기울여 주면 좋겠다. 그 따뜻한 마음 하나가 환자에게는 버팀목이 되고, 회복의 시간을 견디는 힘이 된다. 무엇보다 중요한 것은 환자의 이야기를 무조건 잘 들어주는 것이다. 그렇게 마음을 털어놓는 동안 환자는 스스로 심리적인 안정을 되찾고, 혼자 끌어안고 있던 고민들을 놓아버릴 수 있다.

수술을 마친 환자들에게도 말하고 싶다. 몸이 무겁고 마음이 지칠수록 꼭 밖으로 나가야 한다. 날씨가 추우면 옷을 여러 겹 껴입고라도 밖으로 나가서 맑은 공기를 마시고 오자. 그리고 산책을 다녀온 뒤 그날그날 마음이 가는 사람에게 전화를 걸어보자. 꼭 심각한 이야기일 필요는 없다. 정 머쓱하다면 '30일, 암 수술까지 남은시간'이라는 책을 쓴 사람이 말하길 마음에 드는 사람이 있으면 그냥 이유 없이 연락하라고 했다고 말문을 열어도 괜찮다. 그렇게 이야기를 나누다 보면 내 몸 상태 마음 상태를 털어놓게 되고 전화를 끊을 즈음이면 한결 마음이 가벼워지는 것을 느끼게 된다.

수술 후, 집에만 있으면 수술은 고통으로만 기억된다. 하지만 밖으로 나가 사람을 만나고 감각을 되찾다 보면 고꾸라졌던 마음도 다시 꼿꼿하게 살아난다. 더 이상 나를 숨기지 말고 수면 위로 드러내자. 그러다 보면 자연스럽게 이전처럼 사람들을 만날 수 있다. 만나는 사람 수만 늘어나는 것이 아니라 그동안 미처 보지 못했던 가까운 사람들의 마음도 보이기 시작한다. 특히 겉으로는 웃고 있어도 그 안에 짊어진 아픔이 보일 때가 있다. 그러면 어떻게든 도와주고 싶다는 마음이 불쑥 솟는다. 암이라는 격변기를 지나며 많은 상처를 받았던 나는 이제 남의 고통을 내 아픔처럼 느낄 수 있게 되었다. 덕분에 사람과 사람 사이 버팀목 같은 관계가 무엇인지 조금은 알게 되었고 더 깊이 타인을 이해하게 됐다.

혼자만의 시간도 하루 중에 반드시 필요하다. 혼자 하는 산책, 방에서 혼자 글을 쓰는 시간, 유튜브 화면에 집중하며 혼자서 하는 근력운동은 마음의 자유를 느끼게 해준다. 하지만 나 홀로 존재하기만 하는 세상은 좁을 수 밖에 없다. 계속해서, 사람 만나는 걸 꺼리게 된다면 어느순간에 나는 고독에 갇힐지도 모른다. 그리고 그런 시간이 반복되면 우울해진다. 혼자만의 시간도 중요하지만, 수술 후 우울감이 찾아오기 쉬운 우리의 현실을 잊지말자. 혼자 있을 때 누릴 수 있는 마음의 확장과 함께, 타인을 만나 대화하며 경험을 확장시켜나가는 시간도 꼭 가져야한다.

돌이켜 생각해보면 그동안 내가 가졌던 수많은 삶의 기회들은 대부분 사람을 통해서 내게온 것들이다. 가만히 있는 것 보다, 누구라도 만나서 대화를 하면 그 속에 정보나 지혜, 삶의 경험이 가득했다. 모든 스파클은 사람과의 만남 속에서 일어났고 그를 통해 나의 세계도 더 넓게 확장되어 왔다. 마음속에 있는 이야기들을 꺼내놓고 나눌 수 있는 만남이 어렵다면 앱이나 온라인 상의 강연과 스토리를 접하는 것도 좋다. 가볍게 시간을 흘려 보낼 수 있는 즐거운 이야기들을 만나보자. 책을 읽는 것 또한 나의 시야나 세계관을 넓힐 수 있는 방법이니 재미를 느끼게 해주는 책 위주로 가볍게 읽어보면 어떨까. 강연과 책에서 접한 이야기는 내가 누군가를 만났을 때 또다른 스파크를 일으켜줄 수 있는 작은 불씨가 되어줄 수도 있다.

나를 망친 건 늘 익숙한 것들이었다

요양병원 12층 쉬는 공간에서 한 환우와 나눈 짧은 대화가 오래도록 마음에 남았다. 그녀는 유방암 수술 후 1년을 쉬고 복직했지만 결국 폐로 전이되어 다시 입원했다고 한다. 금융권에 다녔던 그녀는 회사에 다시 돌아가면 암 환자라는 자각은 눈 녹듯 사라진다고 했다. 그렇게 말하며 그녀는 회식 자리에서 그냥 분위기만 맞추려고 앉았는데 어느새 손에 소주잔이 들려 있었던 순간을 떠올리며 웃었다. 오랫동안 몸에 밴 습관은 그렇게 경계를 늦춘 사이 도둑처럼 다시 찾아온다고 했다. 그리고 덧붙였다. "3년 동안은 몸을 사려야 해요. 그리고 5년 추적 관찰 기간 동안도 긴장을 놓지 마세요."

2023년 복직 이후 나는 자주 그 조언을 떠올렸다. 회사 생활 중에 만들어졌던 나쁜 식습관과 운동하지 않던 생활 패턴은 쉽게 바뀌지 않았다. 복직 전에는 열심히 지키던 루틴 다이어리에 점점 ×표시가 늘어갔다. 그럴수록 마음을 다잡기 위해 내가 건강해야 하는 이유를 적어보기도 했지만, 그런 다짐은 막연하고 힘이 없었다. 결국 필요한 것은 의지가 아니라 시스템이라는 걸 깨달았다. 성공률 90퍼센트 이상의 구체적인 일상 루틴이 필요했다. 나는 우선 노트를 펴고 건강을 방해하는 방해꾼들을 하나씩 적어내려갔다.

가장 처음 적었던 것은 식욕이었다. 회사 점심시간이 되면 수술 전처럼 밥을 푸짐하게 먹고 싶어졌다. 특히 스트레스를 받거나 피곤할 때, 글이 안 풀릴 때, 마른 오징어 같은 걸 씹고 싶은 충동이 올라왔다. 그런데 어느 순간 깨달았다. 그 식욕은 배고픔이 아니라 보상 심리라는 것을. 그래서 식욕을 억누르기보다 보상 방식을 바꾸기로 했다. 점심에 현미밥 반 공기, 저녁엔 삼분의 일 공기로 줄이되 그 사이에 방울토마토나 견과류, 삶은 달걀 같은 간식으로 나를 위로해 주기로 한 것이다. 또 먹을 때는 씹는 횟수를 의식하며 동료들과 천천히 이야기를 나누며 먹었다. 집에서는 반찬을 작은 접시에 덜어서 소량씩 먹고, 샐러드를 넓은 접시에 담아 가운데 두고 시각적으로도 풍성해 보이게 한 뒤 눈으로 배를 먼저 채웠다.

운동은 시간보다 통제력의 문제였다. 점심시간에 20분이라도 걷는 것, 퇴근 후에 집 근처 산책을 하는 것, 이런 단순한 루틴조차 시작이 어려웠다. 게으름은 강력했다. 그래서 나는 본래 게으르고 계획 세우는 걸 싫어하고, 밥 먹으면 앉아서 TV나 책을 보는 걸 좋아하는 사람이라는 것을 인정하기로 했다. 그렇게 생각하니 오히려 편해졌다. 그런 내가 10년 더 그렇게 산다면 어떻게 될까. 혈압약을 먹고 당뇨가 오고 결국 암이 재발할지도 모른다. 그건 너무 뻔한 일이다. 그래서 거스르기로 했다. 본성을 거스르며 사는 것 그것이 내가 살아남는 방법이다.

먼저 내가 정한 운동은 하루 8천보 걷기였다. 점심 먹고 30분, 저녁 먹고 30분. 이 시간을 루틴 다이어리의 중심에 두었다. 어느 점심 시간, 후배가 팔뚝에 붙여둔 실시간 당 측정기를 보여주었을 때 함께 식사를 하던 사람 모두가 놀랄 수 밖에 없었다. 측정기와 연결된 휴대폰 앱을 열었을 때 잔잔한 파도를 그리던 당수치가 밥이 들어오자 마자 수직상승했다. 급등하는 그래프를 보며 나는 더 이상 밥 한 공기를 다 먹을 수 없었다. 반 공기만 먹고 꼭 10~30분은 걸었다. 계단 오르기도 마찬가지다. 처음에는 3층. 익숙해지면 자연스럽게 5층, 10층까지 오른다. 짧게 자주. 이게 내 운동 방식이다.

나는 퇴근 후 집에서 책읽고 글쓰는 시간을 포기하고 싶지 않았다. 하지만 수면은 내 건강에 직결되는 문제라서, 밤 12시가 넘는 시간까지 깨어 있을 수 없었다. 그래서 선택과 집중이 필요했다. 차를 우리고 음악을 틀어놓고 책을 원하는 만큼 읽은 뒤 일기나 서평, 다음 원고의 초안을 썼다. 잠은 줄이지 않았다. 오히려 7~8시간으로 정한 수면시간에 집착하며 일정하게 유지했다. 잠자는 동안 다양한 재생 호르몬이 폭발적으로 흘러나와 내 몸을 스스로 깨끗하게 만든다는 해독시스템에 대해 너무나 잘 알고 있기 때문이다.

내가 쓰는 다이어리에는 매일 지켜야 할 리스트 표를 만들어두었다. 회사에서 체크하고 집에 와서도 O, X 표시를 한다. 그러면 한 달 뒤 가장 소홀했던 항목이 무엇이었는지 보였다. 통계를 내주는 앱보다 더 직관적이고 진실한 방법이다. 루틴과 루틴을 연결하는 것도 효과적이었다. 출근해서 책상에 앉으면 바로 책상 아래에 있는 박스에서 생수 한 통을 꺼낸다. 그리고 서랍을 열어 비타민과 약을 먹는 식이다. 잠들기 전에는 꼭 냉장고 앞에 선다. 냉장고에 자석으로 붙여둔 스트레칭 동작 35가지를 마쳐야 침대에 눕는다. 이런 연결고리는 자연스럽게 하루 루틴 표에 동그라미를 많이 그려 넣게 해준다.

지킬 수 있고, 지치지 않는 루틴표

시간	주중(월~금)	주말
7:30	기상 물 마시기 (250ml) 스트레칭 (5분) 기도나 명상	
8:00	아침 식사 채소, 샐러드 + 단백질(계란,두부) + 과일 조금	기상 물 마시기 (250ml) 스트레칭 (10분)
8:30~09:00	출근	건강한 아침 먹기
9:00~12:00	업무 물 마시기 (500ml) 스트레칭	한강 달리기
12:00~13:00	점심 식사 (월,수,금은 도시락 준비) 현미밥 반공기, 채소, 나물 두 가지, 고기, 생선, 두부, 김치 산책 계단 오르기 30분	건강한 점심 먹기
13:00~15:00	업무 물 마시기 (500ml) 스트레칭	글쓰기, 독서

시간	주중(월~금)	주말
15:00~17:00	업무 물 마시기 (500ml) 간식 먹기 견과류 5알 또는 방울토마토 또는 삶은 달걀 1개	산책, 카페
17:00~18:00	업무 마무리 간단 스트레칭	저녁 준비
18:30	퇴근	건강한 저녁 먹기
19:00~20:00	저녁 식사 현미밥 1/3 공기, 채소, 단백질 위주로 짜지않게	
20:00~21:00	물 마시기 (250ml) 산책 (8000보) 차 마시기	가족 영화, 보드게임
21:00~22:00	홈트레이닝 유산소 , 댄스, 가벼운 근력운동 덤벨 30번, 스쿼트 10개, 플랭크 1분	
22:00~23:00	물 마시기 (250ml) 글쓰기 생각 정리 노트	

루틴 체크표

(하루 한 장씩 ✓ 표시한 뒤 버리고, 결과는 루틴 다이어리에 남기기)

✓	**아침 루틴** (07:30 ~ 09:00)
○	기상 후 물 한 컵 마시기
✕	가벼운 스트레칭 5분
	아침 식사
	출근 준비 또는 주말 산책

✓	**식사 루틴**
	아침
○	단백질
○	채소 1종 이상
	과일 소량
	점심
	현미밥 반공기
	채소 반찬 두 가지 이상
	단백질 (생선, 닭가슴살, 두부 등)
✕	간식 (방울토마토, 계란 1개, 견과류 1봉지 중)

	저녁
○	9시 양치 이후 먹지 않기
	밥 1/3공기 이하
	단백질, 채소 위주
	식후 산책 또는 가벼운 운동

	운동 루틴 (매일 30분 내외, 할 수 있는 시간에 자유롭게 조합)
✓	
	걷기 (10~20분)
	유튜브 홈트레이닝 또는 스트레칭 (10~15분)
○	림프마사지 또는 폼롤러
✕	근력운동 (스쿼트, 플랭크 등)

	글쓰기, 독서 루틴 (주 5회, 30분 이상)
✓	
	월 – 일기
	화 – 서평 또는 간단한 에세이
○	목 – 내가 지나온 4년 돌아보기
✕	금 – 나 또는 아이에게 쓰는 짧은 편지
	일 – 원고 쓰기

✓	**저녁 루틴 & 수면 준비** (22:00~23:00)
○	샤워 + 림프 마사지
	가벼운 스트레칭 5분
	스마트폰 OFF (전자기기 멀리하기)
	마음 정리 또는 독서
○	늦어도 23:30 이전 취침

✓	**수분 섭취 체크**
○	오전 중 250ml
	점심 전 500ml
	오후 1000ml
	저녁 250ml

✓	**이번 주 나에게 한 마디** (일요일에 적기)

달리기, 우리 친하게 지내자

　수술 후 방사선 치료가 시작되기 전까지 한 달의 여유가 생겼다. 마음의 갈피를 잡을 수 없던 늦가을, 남양주 강가 근처의 카페에 갔다. 따뜻한 차를 마시고 바람을 쐬러 강 쪽으로 내려오니 갈대밭이 길게 펼쳐져 있었다. 손끝으로 살짝만 건드려도 부서질 듯한 갈대는 마치 힘없는 내 모습 같았다. 그런데 갈대 아래를 보니 초록 잎을 달고 있는 작은 풀들이 생기 넘치게 자라나고 있었다. 그 작은 풀들을 한참이나 바라보았다. 오후 3시, 내 옆을 가볍게 달려 지나가는 사람들이 눈에 들어왔다. 건강미 넘치게 다리를 쭉쭉 뻗으며 달리는 그들이 부러웠다. '나도, 지금부터라도, 달리면 건강을 되찾을 수 있을까? 저 연보라 레깅스, 나도 있는데…' 달리고 싶다는 생각이, 정말이지 초등학교 이후로 처음으로 불끈 솟았다.

　달리기는 40여 년간 내가 스스로 거리를 두고 친해지기를 거부했던 존재였다. 하지만 어쩌면 달리기는 언제나 내 곁을 맴돌며 "언젠가는 네가 날 찾을 날이 있을 거야. 그때 만나자."하고 기다려준 친구였는지도 모르겠다. 어린 시절 나는 달리기와 완전히 절교했다. 초등학교 가을 운동회. 운동장 가장자리에 하얀 분필로 그려진 네 개의 레인. '땅!' 소리와 함께 출발선에 선 네 명의 아이가 죽기 살기로 달리면, 결승점에 서 있던 선생님이 손가락으로 한 명씩 가리키며 외쳤다. "1등, 2등, 3등!" 1등부터 3등까지의 손등에는 동그랗고 파란 숫자도장이 찍혔다. ①, ②, ③. 그리고 내 손에는 늘 아무것도 찍히지 않았다. 그 도장을 단 한 번만이라도 받아봤으면 어쩌면 달리기와 절교하지 않았을지도 모른다. 초등학교 6년 내내 운동회가 열리는 날이면 나는 유독 하얗고 깨끗해 보이는 손으로 김밥을 집어 먹으며 고개를 숙였다. 달리기에서 한번도 이긴 적 없는 손등이 그렇게 미울 수 없었다. 누군가가 나를 바라보기만 해도 달리기 꼴찌라고 놀리는 것 같아 마음을 펴지 못했다. '자존감이 바닥을 친다'는 말의 의미를 나는 일찍이 달리기를 통해 알아버렸다.

중학생이 되어 처음 100미터 달리기 기록을 잰 날 나는 24초를 기록했다. 더 이상 말할 필요도 없는 공식 꼴찌. 그 뒤로 달리기와는 영원히 담을 쌓기로 했다. 다른 사람들과 함께 한강을 걸을 때, 땀 흘리며 뛰어오는 누군가가 내 옆을 지나가기만 해도 이상한 자격지심이 느껴져 나도 모르게 몸을 움츠리곤 했다. '저 사람은 어떻게 저렇게 기쁘고 당당하게 달릴 수 있는 걸까?' 그들만의 세계가 그저 부러웠다.

병이 드는 데 걸린 시간 석 달. 몸이 다시 좋아지는 데도 석 달이 걸린다고 했다. 집필을 시작한 3개월 동안 나는 글을 쓰느라 산책도 나가지 않고 운동은 늘 내일부터로 미루기 시작했다. 뱃살은 늘고 근력은 줄어들었다. 아무리 글쓰기를 좋아해도 글을 쓰다 몸이 망가진다면 나중엔 글을 탓하게 될지도 모른다. 글을 사랑한다면 내 몸도 사랑해야 하지 않을까. 그래서 다시 건강을 되찾기 위한 방법을 모색했다. 암 환자에게 과한 등산이나 운동은 해롭다고 했다. 유해산소가 과도하게 배출되거나 지나친 피로는 오히려 역효과를 낼 수 있기 때문이다. 달리기에 대한 책을 읽기 시작했다. 달리는 동안에는 LDL 콜레스테롤 수치가 떨어지고 발바닥이 자극을 받으면서 그 자극을 뇌로 전달한다고 했다. 두뇌 노화가 늦춰지는 것이다. 게다가, 30분 가량 달리면 베타엔돌핀이 분비되어 좀더 참고 달릴 수 있는 진통 효과를 줄 뿐 아니라 기분을 좋게 한다는 사실을 알게됐다. 이 호르몬은 스트레스를 줄여주고, 심지어 우울증 치료에도 도움이 된다고 했다.

그렇게 달리기에 관한 좋은 정보들을 접하고 나니, 머뭇거리던 내 마음도 조금씩 움직였다. 준비물도 등록비도 필요 없다. 그냥 운동화 하나면 된다. 달리기로 결심한 첫 날, 오랜만에 운동화를 신고 밖으로 나섰다. 얼마나 오래 달리지 않았으면 달리기용 땀구멍이 열리는 듯 온몸이 간질간질했다. 그러나 하루 이틀 계속 뛰자 땀이 자연스럽게 흘러나오며, 몸이 간지럽지 않게 되었다. 그 다음날부터는 자세를 익힌다는 생각으로 걷고 뛰기를 반복했다. 걷는 구간과 달리는 구간을 정해놓았다. '여기서부터 한강까지 3km'라는 바닥 표식이 보이면 거기서부터 조금씩 뛰었다. 탄천을 건너는 다리가 보이면 걸었다가 다시 시계탑까지는 달리는 식이었다. 숨이 찼지만 4박자에 맞춰 코로 숨을 들이마시고 다시 4박자에 맞춰 입으로 내쉬었다.

그 즈음, 아산병원 정기검진에서 골다공증이 심각하다는 소견을 받았다. 수치가 많이 낮아져 주사와 약 처방을 받았다. 주치의에게 물었다. "약 말고, 뼈를 튼튼하게 할 수 있는 방법이 있을까요?" 교수님은 이렇게 말했다. "낮에 20분이라도 햇볕을 받으며 달리세요." 햇볕은 비타민 D를 생성시키고 달리는 자극은 뼈를 튼튼하게 만들어 준다고 했다. 그때부터 약을 먹듯 억지로 달리지 않기로 했다. 대신, 달리기를 친구처럼 생각해 보기로 했다. 같이 있으면 즐겁고 헤어지면 또 보고 싶어지는 그런 친구. 처음엔 단 10분만 달렸다. 우정이란 천천히 쌓아가는 것이니까. 짧은 거리라도 달리고 나면 내 안에서 생기가 솟아올랐다. 달리기를 통해 행복을 느낀다. 암 진단을 받았다고 해서 내 인생 전체가 실패한 건 아니라는 생각이 든다. 만약 120살까지 산다면 지금의 이 고비쯤은 그저 하루의 오르막일 뿐이다. 집으로 돌아오는 길에 스마트 워치가 처음 들어보는 경쾌한 소리를 냈다. 화면엔 이렇게 적혀 있었다.

'오늘 움직이기 신기록! 새로운 기록을 또 세워보세요!'

어떻게 나이들어갈지 고르는 중

달리기와 근력운동으로 몸이 꽤 회복되었다. 복직까지는 아직 몇 달의 여유가 있었고, 나는 그 시간을 어떻게 보낼지 곰곰이 생각해 봤다. 몇가지 리스트를 적던 중에 꼭 하고 싶은 한가지가 떠올랐다. 오랫동안 손대지 못했던 사진 정리였다. 아이들이 태어난 뒤로 기하급수적으로 늘어난 사진들은 지금까지 한 번도 제대로 정리하지 못했지만, 단 한 장도 쉽게 버릴 수 없는 보물이자 애물단지였다. 외장하드 두 개에 빼곡히 들어찬 사진 파일을 볼 때마다 마음 한구석이 무거웠다. 이번 기회에 정리를 끝내고, 홀가분한 마음으로 복직하고 싶었다.

수만 장이 넘는 사진 폴더를 바라보며 깊게 숨을 들이켰다. 같은 장소, 같은 포즈의 사진들이 너무 많아 어디서부터 손대야 할지 막막했다. 다시 꺼내볼 일 없는 사진이 대부분이지만, 막상 지우려하니 이상하게도 마음이 쓰였다. 그런데 시간이 흐를수록 하나는 분명해졌다. 정리되지 않은 사진은 결국 짐처럼 쌓여가고 점점 더 들여다보기 싫어진다는 것. 그래서 기준을 세워서 기준 밖에 있는 사진들은 과감하게 삭제하기로 했다.

수술 전, 하고 싶은 일들을 아주 구체적으로 적어두었던 그 습관이 이번에도 힘이 되어주었다. '언제까지 끝내고 싶어?' 스스로에게 묻자, "한 달 안에 꼭 마치고 싶다"는 답이 자연스레 나왔다. 그리고 매달 말이면 그 달의 사진을 간단하게 정리하는 루틴을 갖게 된 나, 깔끔한 폴더를 확인하며 조용한 성취감을 느끼는 나를 떠올려봤다. 그 작은 상상 하나로 사진을 고르고 지우는 손끝이 마치 AI의 도움이라도 받은 듯 날렵해졌다.

사진을 정리하며 자연스럽게 1년에 한 권씩 앨범을 만들겠다는 새로운 목표도 생겼다. 그렇게 결심하자 계획은 자연스럽게 구체화 되었다. 2010년의 사진은 3일 안에, 2020년의 사진은 일주일 안에 마무리하자는 식으로 연도별 목표를 세웠다. 그렇게 2010년부터 2019년까지의 사진을 모두 정리했다. 2020년 이후의 사진은 복직 후 여유가 생기면 천천히 이어갈 생각이었다. 실제로, 정리가 끝난 사진들은 날짜별로 USB에 담아 전자앨범에 꽂아두었다. 거실을 오갈 때 마다 계속해서 바뀌는 사진을 보며 매순간 5년 전, 10년 전으로 시간여행을 떠난다.

정리의 마지막 날, 나는 미래를 상상해보았다. '이번 달엔 벚꽃이 이렇게 화사했구나. 다음 달엔 어떤 풍경을 마주하게 될까? 누구와 어떤 장소에서 웃고 있을까?' 다음에 찍게 될 사진의 이미지를 구체적으로 떠올려본다. 상상하고 적으면 그대로 이뤄진다는 시크릿의 비밀을 믿고 싶어진다. 가끔은 더 멀리, 5년 뒤의 내 모습을 그려본다. 귀엽고 명랑한 겉모습 속에 날카로운 철학자를 품은 소설가. 내가 사랑하는 이야기를 쓰며 기쁨과 아픔, 자유와 해방, 욕망과 성숙을 꾹꾹 눌러 담아내는 사람. 기왕이면 광화문 한복판에서 수영복 입고 춤추는 기분으로 나를 솔직하게 드러낼 수 있는 글을 쓰고 싶다. 머릿속에 번뜩이는 생각을 믿고, 자유롭게 표현하며, 전시회를 열고 문화를 즐기는 삶. 그 상상만으로도 웃음이 난다.

내 나이 70이 되고, 80이 되면 나도 많이 늙어 흰머리마저 거의 다 빠져 있는 할머니가 되어 있을지도 모르겠다. 마른 체구에 배는 불룩하게 나오고, 짧은 반바지 아래로는 다리가 앙상할 수도 있다. 그럼에도 나는 그때 쯤이면 생기게 될 독도 둘레길을 달리고 있을 것이다. 허리춤에 작은 라디오를 두르고 음악을 들으며, 휘파람을 불고 신이 나서 어쩔 줄 모르는 표정으로 나는 달릴 거다. 온몸과 얼굴로 정말 행복하다고 말하며 햇살과 교감하듯 그 순간을 즐기고 있는 나를 상상해본다. 다른 사람들의 눈치를 보지 않고, 나만의 진짜 즐거움을 만끽하는 그런 노년. 나는 그렇게 나이 들고 싶다.

아이들에게 내가 짧게 써본 소설을 보여주자 내가 쓴 이야기가 신선하다고 했고, 남편은 "그럼 이 소설이 넷플릭스에 나오는 거야?"

라며 너스레를 떨었다. 내가 글쓰기에 소질이 있는 사람인지 아닌지는 중요하지 않다. 내가 좋아서 빠져들 수만 있다면, 걱정하지 말고 그냥 쓰면 되는 것이다. 그걸로 충분하다. 정말로 언젠가 내 소설이 드라마로 제작되어 TV에 방영된다면 그날은 정말 수영복을 입고 광화문에서 춤을 출지도 모르겠다. 그때 나는 또 어떤 사람들과 사진을 찍게 될까. 어떤 작가, 어떤 친구, 어떤 동료들이 내 사진 속에 함께 담겨 있을까. 서로의 마음을 솔직하게 꺼내 보여줄 수 있는 사람들, 몇 시간이고 이야기를 나눠도 지루하지 않은 사람들과 함께한 시간들을 더 많이 남겨두고 싶다.

사진을 전시하는 서점 주인이 되어도 좋겠다. 가능하다면 내 손으로 인테리어를 하고, 나만의 컬러로 서점을 꾸미고 싶다. 그곳에서 책을 읽고 글을 쓰고 책을 팔고 이야기 나누며 암 환자들을 위한 건강 서적 코너도 마련할 수 있다면 더없이 좋겠다. 많은 이들이 찾아와 쉴 수 있는 그런 공간. 그리고 그들과 사진을 한 장씩 찍어 #암환자의서점 #마음이쉬어가는곳 같은 해시태그를 붙이고 싶다.

돌아갈 수 없는 젊은 시절은 늘 아쉽다. 나는 이제 더 이상 아쉽다는 말을 남기지 않기 위해 오늘부터 일상을 다르게 살아보려 한다. 나이 50이 넘고 60이 되어서도 "그때 왜 안 했을까"라는 후회를 입 밖에 꺼내지 않도록. 내가 원하는 걸 분명히 알고, 그것을 현실로 만

들어 나갈 것이다. 나는 내가 되고 싶은 나를 믿는다. 거창한 성공법
칙을 따르지 않더라도 내가 원하는 것을 분명하게 알고 말할 수 있
다면 언젠가 내가 바라던 사람이 되어있을 것이다. 책상 위 액자 속
스무 살의 내가 웃고 있다. 그 웃음을 50대, 60대 그리고 80대의 사
진 속에서도 계속 만나고 싶다. 그렇게 정말, 마음가는 대로 살아가
고 싶다.

에필로그

마지막 문장 '마음 가는 대로 살고 싶다'를 쓰고 마침표를 찍자마자 눈물이 터져 나왔다. 두 팔로 나를 감싸 안고 "잘했어. 잘했어. 정말 잘했어." 다독였다. 같은 아픔을 겪은 이들에게 무언가를 꼭 남기고 싶다는 마음. 막연했던 그 바람이 드디어 책으로 나오게 되었는데 정작 기뻐야 할 순간에 나는 한맺힌 사람처럼 울고말았다. 전혀 예상하지 못했다. 눈물이 뺨을 타고 계속 흘러내렸다. 혼자 고군분투했던 날들이 떠오르며, 그 시간을 온전히 담아냈다는 안도감 때문이었는지 책상 밑으로 내려가 주저앉아서 그렇게 한참 울었다.

이 글을 마무리 짓던 2025년 3월부터 7월까지. 서울동부법원의 동료 본인과 가족 네 명이 유방암, 폐암, 난소암 수술을 받았다. 익숙해질 법도 한데, 암이라는 말은 들을 때마다 가슴에서 큰 돌덩이 하나가 툭 떨어지는 소리가 난다. 예전엔 나눌 것이 슬픔 밖에 없어 미안하고 조심스러웠다. 하지만 이제는 위로와 함께 이 책을 건넬 수 있어 다행이다. 그분들의 마음에 내려앉은 돌덩이를 들어올리는 데 이 책이 작은 도움이라도 될 수 있기를 바라본다.

블로그에 글을 쓸 때, 나는 그저 기록이 필요했다. 두려움과 혼란 속에서, 태어나 처음 겪는 일과 그때의 생각을 놓치지 않기 위해 더 나은 단어와 문장을 찾는 것에 집중했다. 책으로 엮으려고 다시 블로그를 보니 글은 더 이상 단순한 기록물이 아니었다. 내가 변화되어 가는 과정을 하나하나 보여주는 '진짜 나'를 만나게 해 준 길이 되어있었다. 병은 우리를 멈추게 하지만, 오히려 우리는 그 멈춘 시간 안에서 다시 방향을 잡을 수 있을지도 모른다. 이 책이 단지 한 사람의 이야기에만 머무르지 않고, 또 다른 누군가의 길이 되어주면 좋겠다. 나는 이제 글 쓰는 사람이 되었다. 암 환자에서 시작한 이야기는 삶의 주도권을 되찾은 한 사람으로, 그리고 나다운 삶을 써내려가는 작가의 이야기로 계속해서 이어질 것이다.

가장 가까운 자리에서 언제나 나를 지탱해준 가족에게 고맙다는 말을 꼭 남기고 싶다. 직장인이자 작가였고, 동시에 두아이 엄마이기도 했던 나를 이해하고 도와준 남편. 자기가 해야 할 일을 스스로 척척해내고, 글쓰는 엄마를 늘 자랑스러워하는 두 아이, 수현이와 여경이. 멀리 떨어져 있어도 마음만은 늘 내곁에 있는 부모님, 언제나 내 편이 되어주는 동생 연실이와 가족들. 결국 이 책 출간의 일등 공신은 내 현실을 함께 살아주고 있는 이들이다.

책이 나온 것은 기쁘지만, 이것으로 최정원 편집자와 함께할 수 있는 작업이 끝났다는 건 정말 서운한 일이다. 내 글을 좋아해주고 날카로운 통찰력으로 방향을 제시해주던 그녀의 코멘트가 책을 볼 때 마다 떠오른다. 진심으로 감사드린다.

나의 일터인 서울동부법원에서 함께 고생하는 동료들, 첫 책부터 많은 관심을 가져주셨던 신민권 국장님, 북토크를 응원해주신 김선의 과장님, 탁월한 전문성과 따뜻한 인품을 갖추신 신청과 김용수 과장님, 따뜻한 말 한마디로 큰 위로를 건네주시던 민사과 김향순 과장님, 형사과 정석원 과장님, 종민실 배운기 과장님, 정성균 사법보좌관님, 암 환자의 마음을 깊게 이해해 주시고 진심 어린 위로와 격려를 보내주신 박범석 법원장님, 긍정의 에너지로 저를 채워주시는 김선숙 부장판사님, 함께하는 시간의 무게를 자랑스럽게 느끼게 해주신 조국인 부장판사님, 그동안 만난 재판부 식구들. 그리고 코트넷 댓글과 메일로 칭찬과 응원을 보내주신 전국의 법원 가족분들께 진심 어린 고마움을 전하고 싶다.

더 멋진 작가로 살고 싶은 갈망을 불러일으켜 준 홍정성 선배, 소중한 친구 정신원, 글 친구 이진경. 삶의 전환점에서 함께 기도해 준 남포교회 여러 목사님과 구역 식구들. 늘 힘이 되어주는 안미배 언니와 샛별 약국 박현주 언니, 마지막으로, 이 모든 여정의 기획자 하나님께 감사드린다. 이제 나는 나답게, 내 마음대로 살아갈 것이다.

30일, 암 수술까지 남은 시간

초판인쇄 2025년 8월 29일
초판발행 2025년 8월 29일

지은이 오유경
발행인 채종준

출판총괄 박능원
책임편집 최정원
디자인 최가은
마케팅 문선영
전자책 정담자리
국제업무 채보라

브랜드 라라
주소 경기도 파주시 회동길 230 (문발동)
투고문의 ksibook1@kstudy.com

발행처 한국학술정보(주)
출판신고 2003년 9월 25일 제406-2003-000012호
인쇄 북토리

ISBN 979-11-7457-092-5 13810

라라는 건강에 관한 도서를 출간하는 한국학술정보(주)의 출판 브랜드입니다.
라라란 '흥겹고 즐거운 삶을 살다'라는 순우리말로,
건강을 최우선의 가치로 두고 행복한 삶을 살자는 의미를 담고 있습니다.
'건강한 삶'에 대한 이정표를 찾을 수 있도록, 더 유익한 책을 만들고자 합니다.